# El primer regalo de vida

M.ª ÁNGELES PAREDES ALCALÁ

# El primer regalo de vida

## Terapia craneosacral

*Una terapia de gran ayuda en la concepción, gestación, nacimiento y posterior desarrollo del ser humano*

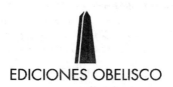

EDICIONES OBELISCO

Si este libro le ha interesado y desea que le mantengamos informado sobre nuestras publicaciones, escríbanos indicándonos qué temas son de su interés (Astrología, Autoayuda, Ciencias Ocultas, Artes Marciales, Libros Infantiles, Naturismo, Espiritualidad, Tradición) y gustosamente le complaceremos.

Puede consultar nuestro catálogo en http://www.edicionesobelisco.com

*Los editores no han comprobado la eficacia ni el resultado de las recetas, productos, fórmulas técnicas, ejercicios o similares contenidos en este libro. Instan a los lectores a consultar al médico o especialista de la salud ante cualquier duda que surja. No asumen, por lo tanto, responsabilidad alguna en cuanto a su utilización ni realizan asesoramiento al respecto.*

**Colección Salud y Vida natural**
EL PRIMER REGALO DE VIDA
*M.ª Ángeles Paredes Alcalá*

1.ª edición: septiembre de 2015
2.ª edición: octubre de 2015

Fotocomposición: *Text Gràfic*
Corrección: *Sara Moreno*
Diseño de cubierta: *Enrique Iborra*

© 2015, M.ª Ángeles Paredes Alcalá (texto y fotografías)
© 2015, Ediciones Obelisco, S. L.
(Reservados todos los derechos para la presente edición)

Edita: Ediciones Obelisco, S. L.
Pere IV, 78 (edif. Pedro IV) 3.ª planta, 5.ª puerta
08005 Barcelona - España
Tel. 93 309 85 25 - Fax 93 309 85 23
E-mail: info@edicionesobelisco.com

ISBN: 978-84-9111-018-7
Depósito legal: B-17.998-2015

*Printed in Spain*

Impreso en España en los talleres gráficos de Romanyà/Valls, S. A.
Verdaguer, 1 - 08786 Capellades (Barcelona)

# Dedicatoria

Quiero dedicar este libro a todas las madres, padres y niños del mundo.

A todas las parejas que deciden estar juntas, sean del sexo que sean para formar una familia.

Quiero dedicarlo a todos mis profesores, en especial a los de osteopatía craneosacral:

George Arquier.

Mario Vega.

José Luis Pérez Batlle.

Rebeca Flowers.

Niki Campell.

Cristina Ratti.

Bhadrena C. Tschumi y Kavi Gemin.

Ray Castellino.

Tara Blasco.

Y por último quiero dedicarlo a todos los profesionales con los que colaboro: médicos, comadronas, ginecólogos, pediatras, enfermeras, logopedas, maestros, optometristas, etcétera.

Creo firmemente en el trabajo en equipo, para beneficio de los pacientes.

# Agradecimientos

Ante todo quiero agradecer a todas las madres y padres del mundo que han hecho todo lo que han podido y han sabido para cuidar y educar a sus hijos.

A mis padres por la educación y la confianza que tanto mi hermano como yo hemos recibido, desde el respeto pero también desde la independencia para que en un futuro pudiéramos hacer frente a los avatares de la vida. Mi abuelo siempre decía: «Hay que enseñar a los niños a soportar el sufrimiento, porque a ser felices aprenden solos». Después de todo, es gracias a ellos que hoy estoy aquí escribiendo este libro.

Sobre todo quiero agradecer a mi marido y a mis hijos su apoyo en todo momento, pues sin ellos hubiera sido imposible realizar mi trabajo y disfrutar con él.

También a Silvia Corchs, quien me animó con sus palabras en los momentos que las necesitaba realmente.

A Teresa Feliu, que fue la primera en confiar en mí para trabajar con los niños de su consulta.

A todas y cada una de las personas que me he encontrado en el camino durante estos cincuenta años, que me han ayudado a estar donde estoy ahora y a hacer este trabajo maravilloso que tanto me gusta, y no sólo a los profesores que me han enseñado lo que hoy sé, sino a personas como la carnicera, el pescadero, el frutero (que han hecho que mi vida sea más fácil como ama de casa), el barrendero al que me encontraba por las mañanas cuando iba a la escuela de osteopatía y me decía: «Buenos días, guapa», y me alegraba el día; toda una serie de personas que me he cruzado en mi camino y han sido importantes para mí.

Gracias a mi amiga Lola, que me apoyó desde el primer momento y que ahora no está con nosotros en la tierra, pero seguro me apoya desde el cielo.

Gracias a Maite Simeón por redactar este libro.

Y cómo no, al universo, que puso en mi camino a la editorial Obelisco que se interesó en publicar este libro.

A todos, gracias.

# Prólogo

Desde la perspectiva neurofuncional, poder contar con especialistas en osteopatía craneosacral es muy importante.

Tras recopilar los datos de la historia del niño sobre el que se consulta, tener presentes los conocimientos que aporta la osteopatía craneosacral aporta luz y sentido a muchos de los síntomas o signos que comentan los padres y que les han generado la activación de un estado de alerta y la búsqueda de respuestas.

La intervención de los especialistas en esta técnica en el proceso de desarrollo y de maduración del sistema nervioso del ser humano ha sido, es y será de gran ayuda, colaborando con los padres en el desarrollo del «programa enseñar a vivir a su bebé».

Cualquier nueva vivencia, no prevista por el programa de sobrevivencia, puede ser estresante y desencadenar un estado de alerta.

Si la vivencia no prevista llega a desbordar los mecanismos de adaptación del sistema nervioso, el estado de alerta se mantendrá activo y se expresará hacia el exterior en forma de conductas reactivas que tenderán a estructurarse con el paso del tiempo, en cuadros de ansiedad, tristeza, agresividad, defensa…, manifestándose hacia el exterior en forma de una actitud absorbente, exigente, temeraria, victimista, temerosa…

o en forma de asimetrías estructuras o funcionales, bloqueos sectoriales, susceptibilidad sensorial, llanto, disfunciones sensoriales…

La intervención del especialista en osteopatía craneosacral favorecerá la activación de las capacidades del propio sistema para recuperar el estado de bienestar ayudándole desde el exterior a encontrar un referente estable desde el que reiniciar el programa de vida bloqueado.

Tras caídas importantes, los programas de senso-psicomotricidad, integración multisensorial, entrenamientos sensoriales, reeducación, los programas de pedagogía terapéutica, los programas de prevención, de preparación al parto, de asistencia a la mamá y al bebé nacido por cesárea y un largo etcétera se optimizan contando con la intervención de especialistas en osteopatía craneosacral.

Gracias, M.ª Ángeles, por compartir tu saber, tu experiencia y tu alegría vital.

Dr. Josep Mombiela Sanz
Colegiado 12102

Instituto Médico del Desarrollo Infantil
La Torreta 2, bajos 1ª - Tel. 93 860 04 72
Granollers (Barcelona)

# Introducción

La técnica de la terapia craneosacral, cada vez es más conocida porque las mujeres embarazadas descubren en ella una manera de sentirse mejor, más conscientes tanto en la concepción, el embarazo, el nacimiento y posteriormente una vez ya han nacido sus hijos.

No sólo es una técnica que ayuda a que los futuros padres, más en concreto, la madre, se sientan más relajados, a que el parto se afronte sin miedos, entre otras cosas, sino a que posteriores problemas que puedan surgir como deformaciones, asimetrías del bebé, etcétera, se resuelvan de forma pausada pero totalmente profesional. Es una terapia preventiva.

M.ª Ángeles, actualmente osteópata especializada en terapia craneosacral, nos muestra de forma sencilla pero concisa los beneficios de esta terapia que ella descubrió en sí misma y que la condujo a estudiar y a hacerse una gran profesional de esta técnica como bien explica al final del libro.

Está escrito de forma que lo puedan entender todas las personas, desde el que no tiene nada que ver con esta práctica, hasta el que se está formando para ser un gran osteópata en terapia craneosacral.

Se han escrito algunos otros libros dedicados a este tema, pero eran más específicos, se inclinaban más a describir todo el sistema óseo del cuerpo, que si bien es muy interesante, para algunas personas que no se dedican a ello, les era más difícil de entender.

En las páginas que siguen hallaréis en qué consiste la terapia craneosacral, quién y cómo fue descubierta, qué beneficios aporta a las futuras madres, padres y a los futuros bebés, ejercicios y muchas cosas más.

Con bellas ilustraciones aportadas por la propia autora y con algunos testimonios de pacientes que han asistido a su consulta y quieren dejar constancia de lo beneficioso que fue para ellos asistir a esta terapia, M.ª Ángeles te ofrece un libro para que disfrutes leyéndolo y aumentes tu sabiduría, porque todos sabemos que no hay nada mejor que un buen libro, y éste lo es.

MAITE SIMEÓN

# 1

# ¿Cómo empezó
# la terapia craneosacral?

El objetivo de este libro es dar a conocer la terapia craneosacral teniendo en cuenta que esta terapia es eficaz para todas las personas de 0 a 99 años. El título es *El primer regalo de vida* porque yo creo firmemente que recibir esta terapia en el nacimiento es un regalo, de hecho en otros países, en el propio hospital se recibe la primera sesión de forma preventiva, como puesta a punto después de la gran aventura del nacimiento.

## Un poco de historia de la osteopatía

El padre o creador de la osteopatía fue Andrew Taylor Still, médico anatomista para quien la osteopatía era una filosofía de vida.

Fue en América, en la guerra de Secesión en 1844 y después de perder a sus tres hijos por enfermedad, cuando decidió investigar. Como había tantos cadáveres, en su calidad de anatomista empezó a diseccionarlos descubriendo así las fascias, las cuales tenían movimiento hasta veinte minutos después de morir.

Os preguntareis, ¿qué son las fascias?, pues os lo explicaré para que este libro sea entendible a todos los niveles.

La fascia es una estructura de tejido conectivo muy resistente que se extiende por todo el cuerpo como una red tridimensional. Es de apariencia membranosa y conecta y envuelve todas las estructuras corporales. Da soporte, protección y forma al organismo. Constituye el material de envoltorio y aislamiento de las estructuras profundas del cuerpo. Este sistema de fascias está caracterizado por una gran capacidad de deslizamiento y desplazamiento. Las fascias hacen posibles los pequeños movimientos fisiológicos, como el latido del corazón, cuya fascia es el pericardio, y también movimientos más visibles como la expansión de los pulmones al respirar, cuyas fascias son las pleuras.

Fue así como empezó el Doctor Still a analizar, a aprender y pudo curar a muchos niños que padecían la misma enfermedad de sus hijos o cualquier otra patología, sólo con las manos a través de la palpación.

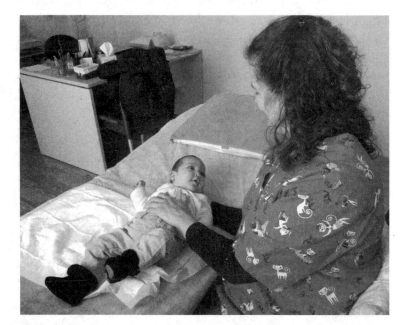

## Andrew Taylor Still creó lo que él llamó «Las 4 leyes de Still»

### 1.ª La estructura gobierna la función

¿Qué significa esto? pues que una disfunción de la columna o de los huesos del cráneo puede provocar una perturbación de la función respiratoria, cardíaca, digestiva, circulatoria, del comportamiento, etcétera, de nuestro organismo.

### 2.ª La ley de la unidad

Una estructura debe conservar su movilidad para una función armónica.
Todas las partes de un cuerpo son dependientes entre sí.
El cuerpo es una globalidad.

### 3.ª La ley de la autocuración

El cuerpo posee todos los remedios para protegerse y sanarse de las agresiones externas. Eso sí, para ello es necesario que el cuerpo mantenga un equilibrio cualitativo y cuantitativo.

### 4.ª La ley de la arteria absoluta

La sangre transporta todos los nutrientes, hormonas, defensas inmunitarias, etcétera, necesarias para la vida. Un bloqueo de la calidad o de la cantidad del riego sanguíneo tendrá repercusiones en todo el ámbito irrigado.

Fue Sutherland, un periodista enviado a hacer una entrevista a Still –porque había mucha curiosidad en la población por saber cómo ocurrían esos «milagros» en sus sesiones–, que tras escuchar a Still y aprender con él, se convirtió en uno de los discípulos de Andrew Taylor. Más tarde Sutherland fue quien descubrió la terapia craneosacral. Él decía: «Si hay articulación, hay movimiento».

De todos es sabido que para llegar a conclusiones que hacen que entendamos el porqué de las cosas, antes deben hacerse muchos experimentos que a veces pueden parecernos insólitos, pero que sin ellos no hubiésemos avanzado en descubrimientos que más adelante pueden salvar vidas. Así pues, Sutherland llenó un cráneo con agua y legumbres, lo cosió para ver qué ocurría, para demostrar que el cráneo tenía movimiento y cuál fue su sorpresa cuando el cráneo explotó por las suturas. Así fue como descubrió *el movimiento respiratorio primario*. Es una respiración que empieza ya cuando somos una sola célula (hay quien dice que incluso antes) y se puede sentir hasta poco después de morir.

Sutherland también descubrió que los temporales, que son dos huesos neumáticos irregulares situados en la parte lateral, media e inferior del cráneo, eran como las escamas de un pez y su respiración era parecida a la respiración intrauterina.

Hizo una prueba consigo mismo y se puso un casco de fútbol americano que iba apretando. Según dónde ejercía la presión, tenía un síntoma u otro. Fue así como estudió todos los huesos del cráneo, uno por uno: cómo era su movimiento, cómo repercutían en el resto del organismo, de qué manera se podían trabajar, y un largo etcétera que permitió hacer grandes descubrimientos en el terreno de la osteopatía craneal.

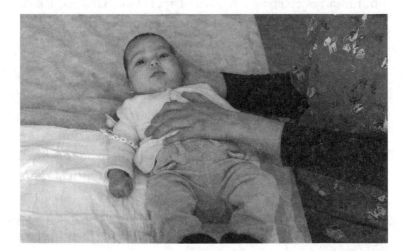

Desde entonces han surgido otros osteópatas y terapeutas craneosacrales que han ido descubriendo diferentes teorías.

Becker, describió los tres pasos de Becker.

Upledger, el ritmo craneosacral y la liberación someto-emocional.

Viola Frymann, una ilustre osteópata especializada en bebés que después de perder a su bebé por muerte súbita, empezó a investigar la importancia de recibir la terapia craneosacral después del nacimiento. Descubrió los beneficios de recibir esta terapia de forma preventiva para el futuro del recién nacido.

Viola Frymann hizo un estudio con 1250 bebés y descubrió que el 88 por 100 mostraban signos de trauma natal, y afirmó que una buena prevención para evitarlo sería que todos los niños recibieran tratamiento después del nacimiento, algo así como una puesta a punto, o sea, como yo digo «El primer regalo de vida». Si después necesitara más sesiones para mejorar su diagnóstico, las recibiría, pero por lo menos una sesión de terapia craneosacral sería muy beneficiosa para todos los niños.

# 2

# ¿Qué es la terapia craneosacral?

La terapia craneosacral es un trabajo de estimulación y apoyo al sistema de respiración primaria y, en consecuencia, a la salud y la globalidad del ser humano.

Es regeneradora de todo el sistema y tiene un efecto profundo sobre las fuerzas sanadoras presentes.

Consiste en trabajar la totalidad del cuerpo desde la etapa embrional hasta el final de la vida.

Es una terapia que a través de la palpación (que es el arte de examinar el cuerpo tocando) puede facilitar que se encuentre la manera de recuperar la salud.

Todos sabemos que las caricias son sanadoras, simplemente poniendo la mano encima del cuerpo de un bebé o una persona de forma suave, ésta se relaja, la vibración que recibe de quien se la ofrece hace que el cuerpo se sienta escuchado. Siempre se ha dicho lo importante que es masajear al bebé en los primeros años de vida, que acariciar todo su cuerpo le relaja e incluso, si le cuesta dormir, pasar nuestra mano por la planta del pie dando un ligero masaje es un remedio infalible para que se duerma. De mayores nos olvidamos con demasiada frecuencia que en muchos casos se podrían prescindir de pastillas para dormir si se hiciera cada día un ligero masaje simplemente en los pies, algo tan simple, sencillo y que no nos cuesta nada.

La terapia craneosacral puede ayudar en cualquier edad y en cualquier patología, pero en este libro nos vamos a centrar en los beneficios que aporta en la procreación, gestación, nacimiento y posparto.

La salud es la base de nuestro ser, es innata. Nuestro trabajo consiste en apoyar el proceso de estar sanos. Esto significa que debemos poner nuestra atención no sólo en la dolencia y posible enfermedad, sino en escuchar y apoyar lo que sí funciona.

Partimos de la base de que nuestro cuerpo es inteligente y siempre nos da señales antes de que una enfermedad se desarrolle, porque no debemos olvidar que casi siempre hay un motivo, una causa. Demasiado a menudo no hacemos caso de nuestra intuición, de nuestras sensaciones manifestadas con un cansancio general de nuestro cuerpo, un estrés, mal humor, pesadillas, insomnio, digestiones difíciles, etcétera, y de ahí que más tarde hayamos desarrollado una enfermedad.

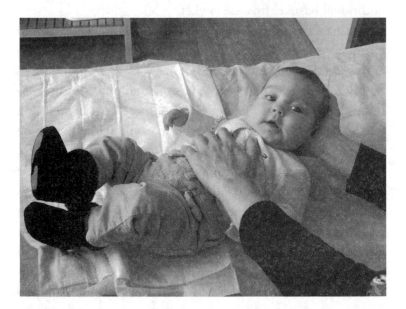

La sanación se da siempre en la quietud. El principal recurso de la salud es la potencia, el aliento de vida, nuestra esencia.

El aliento de vida siempre se manifiesta de manera equilibrada e íntegra, es lo que llamamos una salud óptima.

La sabiduría interna es inherente e innata en cualquier persona, pero hay que cuidarla y escuchar a nuestro interior.

A nivel más específico de nuestros órganos, la terapia craneosacral ayuda a normalizar el entorno del sistema craneosacral, el cual se extiende desde el cráneo, la cara y la boca hasta el sacro y el cóccix y por todo el cuerpo incluidos los órganos.

El sistema craneosacral contiene el cerebro, la médula espinal y todas las estructuras relacionadas. Cualquier restricción o desequilibrio que se produzca dentro del sistema puede afectar directamente al sistema nervioso central y al encéfalo repercutiendo así a todo nuestro cuerpo.

Para que se entienda un poco más, vamos a tratar de explicar de forma breve algunas funciones y partes de nuestro organismo para que así podáis apreciar cómo repercute una sesión de terapia craneosacral.

El cuerpo humano está formado por millones de células, cada una de las cuales se mueve y respira. Así podemos entender que las vísceras, los huesos, el cerebro, las glándulas, la sangre, los músculos… también tienen movimiento.

El terapeuta puede sentir el movimiento respiratorio a través de las fascias (membranas que envuelven, conectan y sostienen todas las partes del cuerpo entre sí).

El cuerpo tiene diferentes ritmos:

- **El ritmo cardíaco:** el corazón late entre 60 y 80 veces por minuto. Puede sentirse en los tobillos, las muñecas y el cuello.
- **El ritmo respiratorio:** inspiramos y espiramos entre 15 y 20 veces por minuto. Puede sentirse en los hombros, cuello, pecho y vientre.

- **El movimiento respiratorio primario:** se nos muestra desde que somos una célula y hasta minutos después de morir. Éste hace que la cabeza se expanda y se estreche y la columna vertebral se acorte y se alargue ligeramente en un esfuerzo por intercambiar y hacer circular el líquido cefalorraquídeo. Este ritmo es de 6 a 12 ciclos por minuto. Se puede sentir en la totalidad del cuerpo.

# 3

# Terapia craneosacral
# en la concepción

La terapia craneosacral no sólo se limita, como antes ya se ha comentado, a dar soporte a los padres en el momento del nacimiento del bebé y tratar al recién nacido, sino que también puede ayudar a la pareja en la fecundación.

Hay un porcentaje muy alto de parejas hoy en día que tienen problemas para ser padres. A veces se trata de un problema fisiológico, pero en un tanto por ciento muy elevado las causas de infertilidad son debidas al estrés. Actualmente, tanto el hombre como la mujer trabajan muchas horas, algunos ocupan cargos muy importantes que no quieren perder y es por ello también por lo que cada vez la pareja se decide más tarde a tener hijos. Una vez toman la decisión de ser padres, la propia necesidad de serlo lo antes posible, porque luego el cuerpo de la mujer tendrá más dificultades en la gestación, produce en la pareja un estrés que puede afectar a la propia concepción. Hay casos de parejas que quieren ser padres, pero que cuando buscan en su agenda, no tienen horas disponibles en meses para acudir a mi consulta. Esto es algo en lo que debe recapacitar la pareja, ya que para tener un hijo hay que tener tiempo para dedicarle.

Ser padres es algo maravilloso, pero debes tener tiempo para dedicarle a tu hijo. No es tan importante la cantidad como la calidad del tiempo que puedas estar con tu hijo y es fundamental el contacto directo.

Como bien sabemos, el primer año de vida es el más importante, y según sea este primer año, así será el niño a la hora de relacionarse. Antes se decía que no tenía importancia, nuestros abuelos o bisabuelos no estaban tan pendientes de sus hijos y no pasaba nada, en cambio hoy en día se ha demostrado que muchos traumas o dificultades de personas adultas de relacionarse en sociedad, son derivados de una infancia desatendida. No se trata de estar todo el día pendiente de tu hijo, pero sí prestarle la atención debida tanto para reír con él, como para jugar y educarlo correctamente.

A veces ocurre que los padres para paliar ese sentimiento de no poder dedicar más tiempo a sus hijos les dan todos los caprichos, les dicen que sí a todas sus demandas, y ésa no es la mejor manera de educar, al contrario.

Entre las causas de la infertilidad también destacan ciertos hábitos, como ser un gran fumador o tomar bebidas alcohólicas en exceso, ya que esto puede debilitar los espermatozoides de los hombres y tendrán más dificultad a la hora de fecundar al óvulo. Es muy importante para el desarrollo del futuro bebé que los padres tengan una buena salud, se sientan felices y deseen tener un hijo.

Otra causa importante es la memoria celular de nuestra propia historia. Para que podáis entender mejor lo que quiero decir, aquí va un ejemplo.

Una pareja que vino a mi consulta porque habían decidido que querían ser padres, después de catorce años sin hijos, pero tenían miedo y necesitaban ayuda. Al preguntarles cómo fue su propia concepción, la chica me dijo que fue una sorpresa para sus padres. Su madre falleció en su nacimiento y a ella la dieron en adopción a los dos días. Por otra parte, su marido fue el segundo hijo deseado, pero su madre tenía mucho miedo ya que el nacimiento de su primer hijo fue bastante complicado y largo, el bebé se pasó los últimos meses del embarazo «sentado» con lo cual nació de nalgas con los problemas que ello comporta.

Cuando hicimos la sesión con esta pareja, los dos reconocieron que en el fondo tenían miedo a ser padres, sobre todo la chica, la cual necesitó que el ginecólogo le asegurase que el parto sería con cesárea programada para sentirse segura.

Esta pareja tenía grabado en su memoria celular su mala experiencia, y esto les condicionaba su presente. Tenían miedo de que les ocurriera algo parecido, y eso hacía que no se decidieran y el tiempo iba pasando.

Todas las parejas cuando deciden tener un hijo deberían hacerlo con conciencia, con amor, sintiendo y sabiendo su propia historia personal, pero dándole a su bebé la posibilidad de vivir sin miedo, el miedo paraliza y queda grabado en la memoria del bebé. Es muy importante la forma de ser concebidos: no es lo mismo ser deseados y venir del fruto del amor, que ser una sorpresa en una pareja joven que sólo busca pasar un buen rato y que ese embarazo le viene «grande», ya que no están preparados para la responsabilidad que les viene encima; no es lo mismo ser concebido después de varios abortos o pérdidas anteriores que serlo sin ninguna impronta anterior.

En el 80 por 100 de las parejas que vienen a la terapia craneosacral biodinámica, la mujer queda embarazada después de tres sesiones. El 20 por 100 restante no se quedan, ya sea por causas patológicas o porque hay una parte del destino que sólo controla el universo, y no todos hemos venido a este mundo para ser padres.

Pero en cualquier caso, hay un trabajo importante de la pareja para saber en qué punto están, muy interesante a nivel de su propio conocimiento interno.

27

Salen a la luz miedos escondidos, frustraciones, dudas incluso sobre si el ser padres puede romper la unión matrimonial, etcétera, y la terapia les sirve para afrontar y paliar esos temores. La mejor ayuda, a mi modo de ver, es mentalizar a la pareja de que tras varios intentos de fecundación sin ningún resultado, no es un fracaso, simplemente su organismo decide que no va a ser madre por vía natural, sin que por eso deba sentirse una mal.

El doctor William Emerson, muy conocido en el mundo prenatal, ha identificado las experiencias claves que influyen en nuestras pautas corporales y mentales a la hora de la fecundación. Estas experiencias se remontan hasta el principio de nuestra vida. Los primeros años son los más formativos.

Emerson habla de la manera de ser concebidos. El momento de la concepción. Al nacimiento se le denomina etapa primaria. Es allí donde se establecen los cimientos de nuestro funcionamiento y desarrollo. Las experiencias de este período forman el núcleo de nuestra condición. Nuestras tendencias fisiológicas y psicológicas se van organizando en función de nuestras experiencias en estas pautas. Las secundarias están superpuestas a lo ocurrido en la época de las primarias, son las que nos ocurren entre el nacimiento y los cinco primeros años de nuestra vida. Las pautas terciarias son las que ocurren después de los primeros cinco años.

Durante las primeras pautas de la etapa embrional, el feto se está desarrollando. Al final de este período, todos los órganos y sistemas corporales ya están formados. En el resto del embarazo nuestros sistemas crecen y se perfeccionan. Se hacen más controles para ver el perfecto desarrollo del embrión, y hoy en día se pueden detectar posibles malformaciones antes de que el bebé nazca.

Las malformaciones suelen deberse a los traumas ocurridos en la época embrional, que afectan a los tejidos del embrión. El doctor John E. Upledger decía: «Si algo va mal durante las

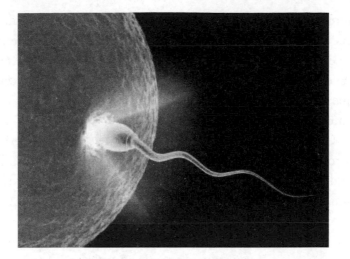

primeras ocho semanas, puede producirse un error de diseño en alguna estructura del sistema, mientras que si el problema se produce después de la octava semana, lo más probable es que se produzca un fallo en el crecimiento, en el desarrollo o en el refinamiento de la estructura o sistema indicado». Estos suelen tener excelentes resultados con terapia craneosacral.

Las investigaciones clínicas del doctor Emerson indican que cualquier trauma ocurrido durante el embarazo puede afectar al órgano o sistema que se esté desarrollando en ese momento, por ejemplo, una persona adulta con un problema de corazón, éste podría haberse motivado por los traumas ocurridos durante la tercera o cuarta semana del embarazo. Es justo en ese momento cuando nos enteramos de que estamos en estado de buena esperanza.

Como podéis ver, la terapia craneosacral también está indicada para las parejas que deseen ser padres. Si bien algunos no tienen ninguna duda al respecto y saben muy bien lo que quieren, otros en cambio requieren de cierto soporte emocional que puede cambiar su vida. Sí, digo «cambiar su vida», pero en el buen sentido de la palabra, para mejorar su autoestima, para saber que ser padres es lo más maravilloso que existe, pero que no pasa nada si el universo decide que no es posible. Y si llegan a serlo, en lo que más ayuda la terapia es en preparar a los futuros padres para que puedan evitar que sus hijos nazcan con algunos traumas que pueden ser muy difíciles de tratar en un futuro.

Cuanto más preparados estemos, mejor para nosotros, pero también para brindar un hogar en el que nuestros hijos se desarrollen de una forma saludable y sean lo más felices que puedan serlo.

*Demasiado a menudo nos olvidamos*
*que una sonrisa de un niño*
*es un tesoro que no se puede comprar.*

# 4

# Terapia craneosacral
# en la gestación

## Testimonio de una madre soltera por elección

Cuando M.ª Ángeles me preguntó si quería explicar mi experiencia y por qué durante el embarazo decidí hacer las sesiones de osteopatía, me sorprendió y alegró.

Lo primero que me vino a la cabeza fue, ¿cómo no iba a querer algo que sé que es bueno para mi bebé y para mí?

M.ª Ángeles y yo nos conocemos desde hace bastante tiempo. Mientras ella estudiaba a veces hacíamos trueques, yo le hacía de canguro y ella, cuando yo lo necesitaba, me hacía alguna sesión de osteopatía.

Cuando cuatro años atrás sufrí una meningitis, la osteopatía me ayudó poco a poco en mi recuperación. Era increíble como mi cuerpo reaccionaba, cómo me iba sintiendo mejor y las secuelas se iban suavizando.

Soy madre soltera por elección, y cuando decidí ser madre tenía muy claro que durante mi embarazo quería lo mejor para mi bebé y para mí. Sé lo importante que es el acompañamiento durante el embarazo y sabía que la osteopatía podía ayudarme, tanto para las posibles molestias físicas como si emocionalmente pudiera haber algún bloqueo.

Empezamos las sesiones cuando apenas estaba de unas ocho semanas y fui hasta el mismo día del parto. La osteopatía me ayudó con las pequeñas molestias físicas que tuve como dolores de espalda, las rampas, musculatura que va cediendo, el insomnio. Las sesiones eran un momento para nosotras dos, para conectar con mi hija, sentirnos, relajarnos... Cuando terminaban me sentía renovada, con más energía y descansaba mucho mejor durante días.

A medida que mi bebé iba creciendo y la notaba, era increíble cómo reconocía las manos de M.ª Ángeles; era ponerme las manos en la barriga y ella enseguida daba patadas, se movía y después se relajaba.

Cuando me puse de parto, los preparativos y el proceso de dilatación fueron largos y lentos. Pasé todo el día con M.ª Ángeles y con la osteopatía pudo desbloquear puntos que por la presión de la niña se bloqueaban y me ayudó a sobrellevar mejor los dolores y relajarme para el parto.

Después del nacimiento fuimos a visitarla para ayudar a recolocar, sin forzar, el cuerpo del bebé después de tanto esfuerzo y así obtuvo «su primer regalo de vida».

✳✳✳

## Durante la gestación

El terapeuta, a través de las manos, localiza y ayuda a liberar y soltar todas las tensiones, es un facilitador que ayuda al cuerpo en lo que necesite hacer para recuperar la salud. De esta manera permite a todos los sistemas que forman el cuerpo que vuelvan a funcionar correctamente.

Cada órgano debe realizar su función, pero a la vez cada sistema debe vivir en armonía con los demás sistemas y así funcionar globalmente en plena armonía.

Durante el embarazo, la futura mamá que recibe terapia craneosacral se siente más liviana, no sufre tantos dolores y su estado de humor y anímico están equilibrados, es más, incluso aún desea tener relaciones íntimas, cosa que a veces desaparece debido a los desarreglos hormonales.

La terapia craneosacral también puede ayudar a la mamá a fortalecer su constitución, liberar las tensiones o traumas no sólo musculares, sino también fisiológicos y emocionales.

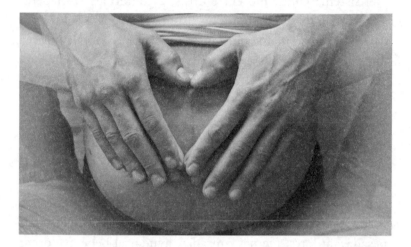

Con respecto al futuro bebé, ayuda a que se desarrolle de la mejor manera posible para que dentro del útero, la que será su casita durante los próximos nueve meses, pueda obtener todo lo que necesite en cualquier momento, ya sea espacio, oxígeno, movimiento, vínculo, y si fuera necesario, incluso que el bebé se posicione correctamente para el nacimiento. También es importante el trabajo del suelo pélvico de la madre para favorecer el parto.

Cuando el embarazo va avanzando, el terapeuta puede trabajar también en posición lateral, puesto que a veces puede resultar incómodo para la futura mamá estar echada sobre su espalda, o el peso del bebé puede ejercer presión en sus vasos sanguíneos, como por ejemplo, la vena aorta, o provocar problemas de acidez, respiratorios, etcétera.

Con la terapia craneosacral podemos ayudar a relajar su pelvis, el sacro, el cóccix, las lumbares y el tubo dural. Esto será de gran ayuda para posibles dolores lumbares, muy propios de la embarazada. También cuando se tienen nauseas y mareos en el primer trimestre de gestación.

Podemos ayudar a regular la circulación, la tensión arterial y el sistema endocrino entre otros, evitando así la diabetes gestacional. Armoniza todos los sistemas en general, haciendo que el bebé y la mamá puedan estar lo más cómodos posible durante los nueve meses de embarazo.

En el primer trimestre podemos ayudar a una buena implantación del embrión, a prevenir que mamá tenga vómitos, mareos, etcétera.

En el segundo trimestre podemos prevenir la diabetes gestacional, ayudar a la regulación de la tensión y prevenir los miedos a las malformaciones, porque es cuando se hace la ecografía de las veinte semanas, para ver que todo esta bien.

En el tercer trimestre podemos ayudar en las digestiones pesadas, ardores, piernas cansadas, ayudar al bebé a adoptar una posición beneficiosa para un buen parto, a preparar para el parto, etcétera.

Es muy importante recordar que durante el período gestacional el organismo del bebé forma parte del organismo de la madre. Sentirá todo lo que sienta la mamá, por lo que la alimentación de ésta es muy importante. Repito, por si alguien lo olvida, que la ingesta de drogas, alcohol, tabaco o cualquier sustancia tóxica es perjudicial para el desarrollo del bebé y puede provocar incluso problemas en las generaciones siguientes.

Por desgracia, con demasiada frecuencia he escuchado decir: «No pasa nada por fumar, tengo amigas que lo han hecho estando embarazadas y sus hijos no han tenido ningún problema». Yo les respondería: «Quizás no lo han detectado aún, pero la mayoría de bebés nacen con menos peso y en un futuro sus bronquios y pulmones pueden resultar afectados a la mínima que fumen». También podría afectar en el futuro a su aprendizaje en la escuela. Mejor no hacer caso de comentarios como éste, y si deseáis lo mejor para vuestro hijo, dejar algunos hábitos no recomendables será tan beneficioso para él como para vosotras.

No hace falta decir, porque se supone que la mayoría de futuras madres lo saben, que al igual que la salud física, la emocional también repercute en el bebé. Que esté triste, colérica, deprimida, alegre, feliz, tenga o no pareja, podría repercutir en el bebé.

Es importante destacar que la alimentación de la madre también afectará en la nutrición del bebé, y aunque la naturaleza es sabia y el bebé será el primero en ser nutrido por todo lo que necesite de su madre, cabe decir que si la mamá esta sana será mejor para los dos.

En mi consulta he podido observar al preguntar a los papás de los niños con problemas relacionales –que chillan o que no hablan nada, que se distraen, lloran con facilidad, etcétera– cómo llevaron el embarazo, me comentaban que su relación en ese momento no era la más apropiada, incluso en alguna ocasión estuvieron a punto de separarse, la madre lloraba muy a menudo y la relación íntima no existía. Todo esto repercutió en el feto y posterior crecimiento de su hijo. El proceso de vinculación entre el bebé y los padres comienza ya en el principio del embarazo. Es un momento muy importante, y el que no hubiera un buen vínculo entre ellos podría ser motivo de futuros problemas en el desarrollo de su hijo.

La terapia craneosacral es muy buena en los casos en que el bebé está sentado. Siempre que no haya un problema fisiológico, el bebé podrá darse la vuelta en una sola sesión trabajando los tejidos, dando el espacio y el oxígeno necesario para que pueda hacerlo. Si hay algo físico que se lo impide, como la vuelta de cordón o simplemente que en esa posición el bebé está mejor, más cómodo, respira y se nutre correctamente, no se dará la vuelta porque la sabiduría interior del ser humano

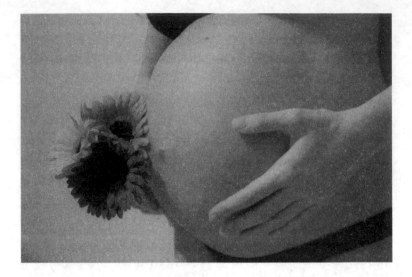

se orienta siempre a la vida y el bebé inteligentemente buscará la posición que más le conviene para que todos los sistemas crezcan y se nutran de la mejor manera posible.

Ejemplo: Esther, una futura mamá, vino porque según la ecografía, su bebé estaba sentado y le habían programado la cesárea para tres días después.

Yo puse mis manos en los pies de la futura mamá para escuchar lo que decía el sistema y noté cómo el bebé estaba sentadito escuchando el corazón de mamá. Era como si pensase... «Si me doy la vuelta no podré sentir a mamá».

La futura mamá estaba muy estresada porque tenía que hacer un cambio de vivienda y de trabajo antes de que el bebé naciera, así que el bebé adoptó inteligentemente la posición de sentado para escuchar el latido del corazón de mamá.

Esther lloró muchísimo en la sesión, reconoció que no era consciente de su embarazo aunque era muy deseado, pero el estrés que tenía no le permitía tomar conciencia de su bebé y de ese estado tan maravilloso que es el embarazo. Ella prometió conectar con su bebé y vivir sus últimos días de embarazo conscientemente, y el bebé se dio la vuelta esa misma noche.

Para mí, como terapeuta, es fundamental que los futuros padres, sean del sexo que sean, madre soltera, etcétera, sepan lo importante que es un buen estado emocional durante la gestación.

Como ya sabemos, en el período embriológico la cuarta semana es en la que los futuros padres se enteran del embarazo, el cómo se recibe la noticia puede afectar en nuestra manera de relacionarnos durante nuestra vida. El primer trimestre, o sea, la etapa embrional, es una de las más importantes, puesto que se están formando todos los sistemas, a partir del cuarto mes, todos los órganos y sistemas corporales ya están formados. En el resto del embarazo los sistemas crecen y se desarrollan más lentamente.

El doctor Emerson hizo una investigación en la que descubrió que cualquier trauma ocurrido durante el embarazo afectará al órgano o sistema desarrollado en ese momento.

Un buen terapeuta especializado en terapia craneosacral debe saber qué órganos específicos se están formando durante los nueve meses de gestación, ya que de esta forma le será mucho más fácil detectar dónde se encuentra el problema y trabajar justo ese órgano específico.

El sistema nervioso central comienza a formarse a las dos semanas de la concepción.

El sistema de membranas de tensión recíproca y la duramadre espinal se forman a la tercera semana.

La columna vertebral junto con la médula y el afinamiento del cerebro se forman en la cuarta semana.

Existen pruebas que indican que los problemas de corazón podrían tener su origen en los traumas sufridos durante la tercera semana de embarazo, ya que es en ese período cuando el corazón comienza a funcionar, cuando el embrión que se forma y se presenta ante mamá es todo corazón. Coincide con el momento en que mamá se entera de que está embarazada. En esta etapa es también cuando muchos embarazos no llegan a término sin que la mamá ni siquiera se haya enterado.

Los problemas inmunitarios pueden tener origen en los traumas sufridos en el cuarto mes de embarazo.

Enfermedades más severas como malformaciones podrían tener su origen en los traumas sufridos en la etapa embrional y afectan a la formación de los tejidos del embrión.

Los accidentes de coche, las caídas, el estrés, la toxicidad, pueden tener repercusiones sobre el futuro bebé y más tarde sobre el adulto, que se traducirá en un ser temeroso, con miedos e inseguridades a la hora de querer ser padre.

Problemas laborales, económicos, discusiones, la implicación de los futuros padres, repercute directamente en el feto.

Si el bebé no ha sido deseado podrían desarrollarse sentimientos de rechazo tanto físicos como psicológicos, «Nadie me quiere», que pueden tener repercusiones en la falta de autoestima, en cambio en caso contrario, un bebé muy deseado tendrá seguridad en sí mismo y se querrá más. A veces, a los futuros papás que han deseado tanto un hijo les puede ocurrir que sientan miedo ante la posibilidad de perderlo, especialmente si ha sido difícil su concepción o si ha habido algún aborto anterior. En este caso, la terapia craneosacral puede ayudar para crear un buen vínculo entre el futuro bebé y sus padres limpiando de la memoria celular todas las huellas pasadas, dándole así la oportunidad de habitar una gestación sin recuerdos anteriores.

Al cuarto mes, el bebé puede empezar a oír sonidos a su alrededor. La voz de sus padres le dará seguridad. También la música, sobre todo piezas clásicas que aportan relajación.

Hay investigaciones que demuestran que si se le habla al bebé mientras está en el útero aprenderá a hablar antes y con mayor rapidez.

Resumiendo, el trabajo de la terapia craneosacral en el embarazo es acompañar a la mamá, al papá y al bebé durante los nueve meses en lo que necesiten y dar la ayuda necesaria para que se tenga conciencia del parto. El útero de la futura mamá, la casita del bebé, se forma con todas las emociones que tengan tanto uno como el otro, y si son buenas mejor. Desesaría recordar que si la mamá trabaja, debe intentar no estresarse y llevar el embarazo de forma pausada. Todo lo que ocurra en ese período será trascendental para el futuro bebé: traslados de vivienda, despidos, discusiones, muerte de algún familiar, enfermedad, etcétera. También lo que ocurra en el plano físico en el primer trimestre: vómitos, mareos o emociones como el miedo a que el embrión no se quede implantado y tenga un aborto, etcétera. En el segundo trimestre: las pruebas de Sullivan, la amniocentesis, la ecografía de las malformaciones. En el tercer trimestre: pesadez, lumbalgias, ciáticas, miedo al parto, etcétera. Es de vital importancia contar todos estos síntomas al terapeuta para que en muchos casos se puedan evitar o mejorar.

El embarazo es un estado de buena esperanza y debemos vivirlo como tal.

Es muy importante recordar que no es tanto la cantidad de tiempo que dediquemos a contactar con el bebé que está en nuestro vientre sino la calidad: cinco minutos conscientes son más que todo el día sin consciencia y porque hay que hacerlo.

Unos padres bien informados de cómo repercuten sus estados emocionales sobre su futuro hijo, como por ejemplo, si es un bebé deseado, si van muy estresados, si están peleando todo el día, etcétera, siempre podrán evitar posibles traumas que podrían ocasionar a sus hijos si no hubiesen estado informados.

Hoy en día casi todos sabemos, aunque a veces se nos puede olvidar, que nuestro estado anímico influye directamente ya desde las primeras semanas de gestación. Lo que antes parecía una tontería, como por ejemplo hablar a nuestro futuro hijo tocándonos la barriguita, poner música, tener una buena relación de pareja, etcétera, se ha demostrado que, lejos de ser algo sin importancia, la tiene y mucho más de lo que se cree. Por eso es fundamental que si hay alguna duda al respecto se consulte a un especialista.

Quizás alguien que esté leyendo este libro pensará que antes todo esto no existía, algunos incluso llegarán a la conclusión de que cada vez aparecen más terapias que sólo sirven para sacar dinero, que da lo mismo, que el hijo sale igual con o sin ayuda de un profesional en osteopatía. Yo les puedo apuntar que en una sola cosa tienen razón: el niño nace sea como sea, y su sistema se orienta a estar lo mejor con lo que sea, pero si conoces alguna terapia que pueda ayudar a tu hijo ha estar mejor y que sea preventiva para su futuro le estás ayudando a solucionar los traumas que pueda tener en un futuro, los desequilibrios de comportamiento, según si sus padres han tenido una buena información sobre lo que beneficia o perjudica a su futuro hijo, o por el contrario no sepan nada al respecto.

*Sentir que el fruto de tu amor*
*se está gestando en tu vientre*
*es una sensación maravillosa e indescriptible.*

# 5

# Terapia craneosacral en el nacimiento

Samuel Taylor Coleridge en el año 1840 dijo: «La historia del hombre, durante los nueve meses que preceden al nacimiento, es probablemente mucho más interesante y contiene sucesos y momentos más grandes que los diez años que la siguen».

## El parto

El proceso del nacimiento es uno de los más importantes de nuestra vida.

Tenemos que soportar grandes fuerzas de compresión durante el viaje a través de la pelvis materna que nos permiten nacer y eso puede producir un gran impacto en el funcionamiento del movimiento respiratorio primario creando patrones que continuarán aun en el bebé en la edad adulta.

## El viaje del bebé

El viaje a través del canal del parto contiene una serie, brillantemente orquestada, de torsiones y giros para el torso y la pelvis

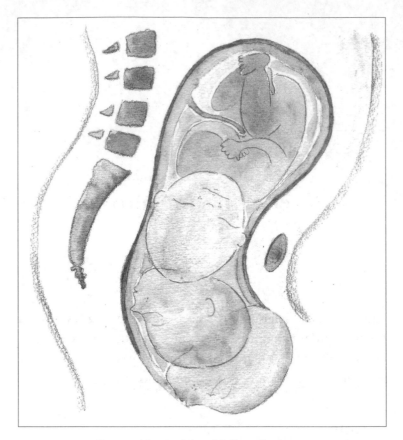

Ilustración de Olga Molina Jiménez.

del bebé que moviliza, en esencia, cada una de las articulaciones de la columna y de la pelvis y estira toda la musculatura y los tejidos blandos relacionados. Si la mamá ha recibido terapia craneosacral, este viaje puede estar limpio también de la parte emocional, de modo que el bebé no recoja en el transcurso del viaje ninguno de los temas sin resolver que aún tenga la madre. La intención de la naturaleza es que éste sea un proceso que dependa más del empuje procedente de la contracción uterina que de la tracción procedente de fuerzas aplicadas de forma externa. Las contracciones tempranas (contracciones de Braxton Hicks) se sienten como abrazos al bebé. Estas «caricias» pueden persistir los nueve meses completos. Indoloras para la madre, preparan al niño para las contracciones de los trabajos reales del parto, las cuales serán mucho más intensas. Incluso un aumento modesto de la sensibilidad por nuestra parte puede suponer una inmensa diferencia.

M.ª Luisa Becerra dice: «Somos como nacemos».

Tenemos que soportar fuerzas de compresión del viaje a través de la pelvis de la madre empezando por el estrecho superior, atravesando el estrecho medio y saliendo por el estrecho inferior. Estas fuerzas o contracciones harán que maduren nuestros sistemas: el sistema nervioso, el sistema circulatorio, sistema digestivo, sistema genitourinario, etcétera. Pondremos un ejemplo: una mariposa, para poder romper el capullo en el cual estaba haciendo el proceso de metamorfosis, tiene que agitar sus alas y expulsar el polvillo que hay en ellas, ése es el polvillo que de no expulsarlo le impediría volar. Si a alguien se le ocurriera romper el capullo pensando que así le facilitaría el camino para salir, ella no haría ningún esfuerzo, no expulsaría ese polvillo y no podría volar.

Tradicionalmente siempre se había pensado que un bebé no sentía nada mientras estaba en el vientre de su madre, que no se acordaba de su nacimiento, pero hoy en día se sabe, como antes he mencionado e incluso hay estudios que lo demuestran, que no es así.

Todos tenemos lo que se llama la memoria celular, y en ella tenemos almacenados nuestros recuerdos. Sólo cuando por circunstancias de la vida creemos que necesitamos la ayuda de un osteópata o un terapeuta se activan estos recuerdos, y es cuando tenemos la posibilidad de cambiar patrones anclados de generación en generación. Sin embargo, hay que decir que el cuerpo es sabio, y si no hacemos ningún trabajo para solucionar lo que ocurrió en memorias pasadas, tiene recursos suficientes dentro de sí para sobrevivir con lo que sea, de una forma mejor o peor, pero con la necesidad de vivir, de hecho yo soy un ejemplo: me ayudaron a nacer con fórceps, parto de 48 horas y hasta los 33 años no recibí mi primer tratamiento de osteopatía, y puedo atestiguar que si bien pasé malos momentos, supe cómo salir hacia delante. Por supuesto que al recibir osteopatía mi vida cambió, me ayudó a superar ciertos patrones, miedos anclados que no había manera de eliminar, y a ser más feliz, pero el universo siempre te da las herramientas que necesitas en ese momento para sobrevivir.

### Testimonio de Mònica
### «Mi experiencia con la terapia craneosacral»

Mi nombre es Mònica, tengo 34 años, soy fisioterapeuta y madre de dos niñas, Bruna y Arlet.

Mi primer contacto con la terapia craneosacral empieza en el año 2012. Entonces ya tenía a mi hija mayor, Bruna, con dos años, y con mi afán de aprender más no pude resistirme y me apunté a un curso con Xavier Verdaguer sobre la articulación temporomandibular, del que me habían hablado muy bien.

El curso fue un gusto, pero al profesor le sobraban un par de días de temario y nos comentó si nos apetecía una breve introducción a la terapia craneosacral. Yo no había oído nunca hablar de esta terapia y me dejó muy sorprendida lo que en esos dos días aprendí.

A partir de aquel momento, empecé a dar un toque de craneosacral a mis pacientes. Un toque que resultaba ser especial; algo mágico pasaba entre mis manos. ¡Mis pacientes empezaron a mejorar más pronto! Tenía que saber por qué ocurría, estudiar más sobre terapia craneosacral, pero me quedé embarazada de mi segunda hija, Arlet, y pensé que ya tendría tiempo…

A los pocos meses, mi hija mayor, Bruna, tenía un control del nefrólogo en el hospital de Sant Joan de Déu de Manresa, y éste nos derivó al cirujano. Aquí hago un inciso para explicar que estando de cinco meses del embarazo de Bruna, el ecógrafo nos dijo que nuestra hija tenía un riñón que parecía tener quistes y que deberíamos controlarlo.

Bruna nació con un riñón multiquístico de medida normal, sin cortical, y con ausencia de función renal en la gammagrafía. Tan lleno de quistes que era incapaz de filtrar nada. Dicho de otra manera; en vez de un riñón tenía una bolsa llena de quistes. El cirujano nos comentó que aquel riñón no servía para nada.

Los médicos habían esperado a los dos años de vida de la niña para ver si el propio cuerpo era capaz de eliminar los tumores, pues nos comentaron que en algunos casos se van encogiendo como una pasa hasta que desaparecen. Pero en el caso de Bruna no fue así. Por este motivo nos quiso poner en lista de espera para operar.

A mí se me activó el estado de alerta: ¿operar? ¿Cómo? ¿A mi hija de dos años? ¡No entendía nada! ¡Y yo embarazada de Arlet! ¿Cómo la cuidaría en el hospital si tenía a la pequeña? Pero, ¡si no había tenido nunca ningún síntoma, ninguna infección urinaria!... Les rogué que esperaran un tiempo. Me permitieron esperar unos meses pero recordándome que esa intervención era necesaria. Debíamos operarla entre los tres y los cinco años de vida. «Cuánto más pequeña mejor, así la operación será menos agresiva...».

Antes de irme de la consulta me quedaban preguntas:

—¿Qué puedo hacer? ¿Hay algún medicamento que pueda evitar la intervención? ¿Conocéis alguna terapia que pueda ayudar?...

—Nada —me respondió, y siguió—: No te preocupes, la operación es muy sencilla.

Al salir de la consulta del cirujano con Bruna, le dije a mi marido: «Buscaré alguna terapia alternativa para intentar evitar que nuestra hija entre en un quirófano».

Primero pedimos que nos derivaran a otro hospital de Sant Joan de Déu en Barcelona, pero queríamos otra opinión. Una opinión que resultó ser la misma y con más prisas en operar.

Y seguimos la búsqueda: homeópatas, terapeutas de medicina alternativa... Todos la prepararían muy bien para el pre y posoperatorio, pero nadie podía evitar la operación. Uno se atrevió con unos parches que él utilizaba para reducir tumores, pero sin dar ninguna garantía. Iván, mi marido, no era muy entusiasta de la medicina alternativa, así que se negó por el momento a ponerle los parches.

A las pocas semanas, hablando con un amigo, Joan, me comentó que a su hijo de dos años le tenían que operar por un problema en el ojo.

—¡Ostras!, ¿y qué haréis? –le pregunté.

—De momento hemos ido a ver una osteópata de niños de la que nos han hablado muy bien, a ver si nos puede ayudar –nos explicó.

Me quedé muy sorprendida y le comenté lo que nos pasaba con Bruna. Sin dudar un momento me dijo:

—Y ¿por qué no probáis a esta osteópata?

—Pero ¿qué tipo de osteopatía hace? –le pregunté.

—Se llama terapia craneosacral biodinámica y sólo trabaja con niños y mujeres embarazadas.

¡No me lo podía creer!, terapia craneosacral, por segunda vez se me cruzaba en el camino. Yo estaba decidida a probarlo, y mi marido, aunque ya un poco cansado con tantas terapias, finalmente accedió.

Fuimos a ver a M.ª Ángeles Paredes a Granollers. Ella nos hizo la anamnesis y nos dijo que a Bruna le haría tres sesiones y a ver qué pasaba. La siguiente ecografía nos confirmaría si había algún cambio.

En aquel momento yo estaba embarazada, así que aprovechamos los viajes para que también me hiciera terapia craneosacral. Para mí fue genial y una muy buena experiencia que me permitió descubrir más cosas sobre esta técnica, entre otras: darme cuenta de que lo que me explicaron la primera vez sobre esta terapia era estructural y lo que hacía M.ª Ángeles era biodinámico, que tenía un enfoque diferente, la biodinámica trabajaba con la salud y era ésa la que hacía los cambios cuando el cuerpo lo necesitaba. El terapeuta no inducía nada. Me pareció muy interesante. Empecé a cambiar mi enfoque de tratamiento y a escuchar más el sistema desde el corazón.

Las sesiones con Bruna fueron sorprendentes. Después de cada sesión podía apreciar un cambio en ella: le salieron erupciones en la piel después de tratar el hígado; mejoró el carácter; dormía mejor, y empezó a mejorar por fin las defecaciones, algo que hacía tiempo le ocasionaba problemas. En especial en la última sesión, donde la niña, que ya controlaba perfectamente los esfínteres, se orinó sin darse ni cuenta encima de M.ª Ángeles, que al terminar la sesión levantó a la cría de sus muslos y vio el charco que había en el suelo.

Esto sucedía en el mes de marzo de 2012, justo antes de que naciera mi segunda hija, Arlet.

En junio teníamos visita en Barcelona. Nos querían programar ya la operación de Bruna. Yo insistí en que esperaran. Que tenía a mi otra hija sólo con tres meses y que tampoco teníamos las pruebas recién hechas para entrar en quirófano. Esto último hizo dudar al cirujano. Nos preguntó que cuándo nos harían la próxima ecografía. Viendo que la teníamos en septiembre, tres meses después, quedamos en que una vez tuviéramos los resultados le volveríamos a ver y nos pondría en lista de espera.

En septiembre tuvimos la ecografía. Esta vez no sé por qué mentalicé a Bruna, más que las otras veces: «Bruna, te pondrán un gel muy fino y te irán dando vueltas y haciendo cosquillas hasta que hayan visto lo que necesitan». La niña inclinaba la cabeza asintiendo en silencio.

Entramos Bruna y yo, como siempre. Me di cuenta que la ecógrafa era la misma de la última vez, la que nos había dicho en octubre de 2011 que seguía teniendo «un riñón izquierdo de 65mm, con múltiples imágenes quísticas y de parénquima y cortical poco valorables». Esta misma ecógrafa, una chica joven y encantadora, le hablaba a mi hija con ternura y delicadeza mientras miraba el riñón sano. Después empezó a mirar al otro lado. Daba vueltas y vueltas con el aparato. Mientras comentaba:

—Parece que hay algunos gases…, a ver, Bruna, bonita, coge aire, como si quisieras hinchar un globo…, a ver, y si te giras de lado… y boca abajo… a ver, espera un momento…

Se fue un segundo a la habitación del lado y volvió acompañada por un hombre. Su cara me sonaba…, otras veces le había hecho las ecografías a Bruna. Los dos siguieron buscando. Al final no pude aguantar y pregunté:

—¿Qué es lo que pasa?

—No lo encontramos —me respondió.

—¿Cómo? ¿Qué no encuentran un riñón de 65 mm?

—Pues no, parece increíble pero no está.

—¿De verdad? ¿No está? –¡No me lo podía creer!

—¡El riñón ha desaparecido! ¡No está! –me repitió.

¡No sabía si echarme a reír o a llorar! Les di las gracias a los dos, cogí a Bruna en brazos, la abracé y la llené de besos.

—Mama, què passa? –me dijo.

—*Que t'has curat filla!** –le dije con los ojos llenos de lágrimas.

Al momento llamé a su padre, que no se lo podía creer.

Seguidamente llamé a M.ª Ángeles. Estaba tan emocionada que tropezaba con mis palabras: «¡Que no está! ¡Que el riñón ha desaparecido! ¡Eres genial! ¡Es extraordinario! ¡Eres la mejor!».

Así fue, a los pocos días teníamos visita con el cirujano de Manresa. El cirujano parecía también muy sorprendido. Parecía no entender nada. Fue a buscar a otros dos cirujanos que estaban en la consulta de al lado. Los tres miraban las ecografías perplejos.

—Y ahora ¿qué? –les pregunté.

—Ahora, nada. No hay problema, no hay intervención.

—Vosotros me dijisteis que no se podía hacer nada más que intervenir a mi hija, que esto no se iría.

—Y así es. Un riñón de estas dimensiones no podía desaparecer sin más...

—¡Pero lo ha hecho!

—Sí, lo vemos, es difícil de explicar. Aunque en contadas ocasiones estas cosas pueden pasar, no nos queríamos arriesgar y por eso habíamos decidido intervenir, para ir a lo seguro, pero por suerte no ha sido necesario –fueron sus últimas palabras.

Nos fuimos de allí con el alta de cirugía y desde aquel momento tuve más claro que nunca que yo quería saber qué había pasado. Deseaba saber «hacer magia» como M.ª Ángeles.

Así que enseguida que pude me apunté al curso de terapia craneosacral biodinámica. Actualmente me queda sólo un seminario y estoy cursando también el posgrado de pediatría y obstetricia con M.ª Ángeles Paredes.

Desde entonces, mis hijas no toman medicamentos. La terapia las ayuda cada vez que lo necesitan.

---

*¡Que te has curado, hija!

Arlet, mi otra hija, al poco tiempo de nacer también recibió terapia. Con una sola sesión, un ojo que giraba desde el nacimiento dejó de hacerlo, los cólicos que tenía cesaron y empezó a dormir mejor. Y así cada sesión: un regalo. Nunca había disfrutado tanto trabajando. Ha cambiado el sentido de mi vida. Me siento agradecida en cada sesión que doy, noto que la gente se va feliz y agradecida. Ahora sé que nunca les puedo hacer daño trabajando desde el corazón y aliada con la salud del cliente.

¡Una salud mucho más inteligente que nosotros, capaz de curar y hacer milagros!

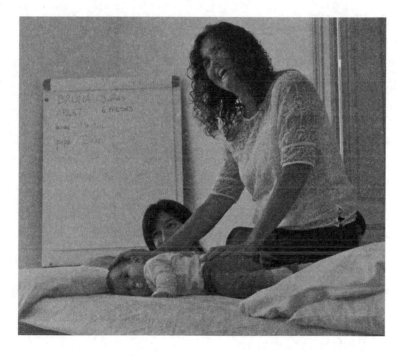

*Ayudar a los papás y a sus bebés con la terapia craneosacral*
*es el mejor regalo que se les puede hacer.*

# Movimientos del bebé en la pelvis en el nacimiento

El feto en posición transversal. Las contracciones facilitan un aumento de la posición de flexión.

1. **El descenso/cabeza en flexión.**

2. **RI (rotación interna)**
   - Cabeza en posición transversal.
   - Cuando la cabeza alcanza la salida pélvica, tiene que rotar para acomodar el cambio en el diámetro más largo desde la posición transversal a la posición anteroposterior.

3. **El occipital descansa por debajo del hueso púbico**
   - El occipital actúa como punto de eje, a medida que la cabeza comienza a salir y la cara pasa rápidamente a través del fondo pélvico/perineo.

4. **Extensión**
   - El vértice de la cabeza está coronando, mientras la cabeza entra en extensión.

5. **Ha nacido la cabeza completa**
   - La cabeza está en extensión.
   - Los hombros están mirando hacia una dirección diferente de la de la cabeza.

6. **Restitución**
   - La cabeza girará de forma natural para orientarse hacia el cuerpo.

7. **RE (rotación externa)**
   - Los hombros hacen el giro a la altura de la salida pélvica y el hombro anterior nace primero; después nace el cuerpo posterior con una flexión lateral.
   - Expulsión o nacimiento del bebé.
   - El feto intentará presentar el diámetro más pequeño y tomar el camino que ofrezca menor resistencia.

También podemos explicar el viaje del bebé de otra manera:

## Primera fase (dilatación)

- Las contracciones se dan con una intervalo de 10 a 15 minutos.
- Tiene lugar el borramiento que acorta el canal del cérvix, ocasionando su dilatación.
- La cabeza es comprimida por las contracciones uterinas y la frecuencia cardíaca desciende en los picos de las contracciones.
- Cuando el feto es presionado debido a un descenso del oxígeno, a los fármacos o a problemas genéticos, se da un descenso en el tono muscular y el feto no puede empujar hacia fuera. Esto hace que los trabajos del parto se prolonguen.

## Segunda fase (la expulsión)

- Comienza con la dilatación completa del cérvix y termina en el parto.
- Las contracciones son fuertes y prolongadas, duran desde 50 a 70 segundos y tienen lugar cada 2-3 minutos.
- Ruptura de las membranas (bolsa) si no se habían roto ya.
- Un buen alumbramiento o extracción de placenta hará que la mujer se reafirme como mujer y la madre que a partir de ahora va a ser.

## Moldeamiento del cráneo durante el proceso de parto

- Amoldamiento: cabalgamiento de los huesos del cráneo con el fin de permitir el paso a través de la pelvis.
- La cabeza ha sido hecha para las fuerzas de compresión.
- Cuando la cabeza está flexionada completamente, el diámetro más pequeño está en la posición antero posterior.

- Cuando la cabeza está extendida, su diámetro más largo está en la posición antero posterior.

En el momento del parto debe desarrollarse, entre otras, una hormona muy importante: la oxitocina, la hormona del amor, la que segregamos dando el pecho, en el parto y cuando llegamos al orgasmo. Michel Odent nos habla de ella en sus libros y de la importancia del clima adecuado para segregarla. Lo ideal sería parir con música suave, luz tenue, hablar lo justo para no poner en marcha el neocórtex, entre otras cosas, es decir, un ambiente parecido al de cuando vamos a hacer el amor. Para que veáis la comparación, os pongo un ejemplo: si mientras estás haciendo el amor estás pensando en los garbanzos que tienes que poner en remojo o entra alguien en la habitación, seguramente dejarás de sentir la oxitocina y se pondrá en marcha tu neocórtex, lo que hará que no llegues al orgasmo. Pues eso también ocurre en el momento del parto, es decir, si el neocórtex se pone en marcha, costara mucho más que la mujer segregue por ella misma la hormona de la oxitocina, con lo cual las contracciones podrían ser más dolorosas, la mamá a veces está más nerviosa y el parto podría ser recordado como un momento traumático. En la gran mayoría de partos no hay música pero hoy en día en algunos hospitales sí la hay. Lo más importante es prepararse para estar relajada, acompañada por un gran equipo y con un clima adecuado. De hecho, hay mujeres que hablan del parto como un orgasmo universal, esto sería ideal, pero si no ha podido ser así, lo importante es el amor que nos den nuestros padres, que nos sintamos queridos y protegidos. Como decía M.ª Luisa Becerra: «Nacimos para triunfar».

De cualquier manera, el equipo médico hará todo lo necesario para que haya el menor sufrimiento posible para la mamá y el bebé.

En los partos en los que sea necesario un fórceps, ventosas o una cesárea para evitar que el bebé sufra, un buen equipo de doctores se encargará de que todo vaya a la perfección, es más, incluso hay comadronas, enfermeras y ginecólogos que hacen cursos de terapia craneosacral para aumentar sus conocimientos en bien de la parturienta. No olvidemos que gracias a todo el protocolo médico somos muchos los que hoy estamos en el mundo.

Lo ideal en el futuro sería que la medicina tradicional y la terapia craneosacral fueran de la mano para que tanto la embarazada en el momento del parto y el bebé se beneficiaran de esa unión.

Los huesos craneales del recién nacido no están osificados en la forma de los huesos adultos con los que estamos familiarizados.

## Diferencias de huesos del cráneo del bebé y del adulto

**El esfenoides** tiene tres partes unidas con cartílago:
- Un cuerpo y las alas menores.
- Dos alas mayores y unidades pterigoides.

Todas se forman en el cartílago excepto la parte superior de las alas mayores y las apófisis pterigoides.

Se fusionan al año de vida.

**El occipital** tiene cuatro partes:
Se fusiona de los 7 a los 9 años
- Una parte basioccipital.
- Dos partes condilares.
- Una parte escamosa.

La parte escamosa se forma en la membrana.

**Los temporales** tienen tres partes que se fusionan al año.
- La porción petrosa formada en el cartílago.

- La porción escamosa se forma en las membranas.
- El anillo timpánico se forma en las membranas.

**El frontal** está dividido en dos partes. En su línea media se encuentra la sutura metópica.
- Se comienza a fusionar a los 2 años y se completa su fusión de los 6 a los 8 años.

**El etmoides** está formado por tres partes.
- Se fusiona a los 16 años
- Son dos masas laterales separadas por un cartílago.

**La mandíbula** está dividida en dos partes.
- Se fusiona el primer año
- En su línea media se encuentra la sínfisis del mentón.

**El maxilar** superior está dividido en dos partes.
- La sutura incisiva separa el premaxilar del maxilar.

**El atlas** está dividido en tres partes unidas por un cartílago.
- Se fusiona de los 7 a los 9 años.

**Las fontanelas** son zonas no osificadas de la membrana entre dos huesos del cráneo. Normalmente existen seis.

1.ª Fontanela anterior o bregma.
   Se cierra de los 6 a los 18 meses.
2.ª Fontanela posterior o lambda.
   Se cierra entre las 4 y las 12 semanas.
3.ª y 4.ª Fontanelas esfenoidales o pterión.
   Se cierran entre los 2 y 3 meses.
5.ª y 6.ª Fontanelas mastoideas o asterión.
   Se cierran al año.

## Diferencias de médula espinal/tubo dural y sacro entre un adulto y un bebé

### Médula espinal
A las 36 semanas de gestación no hay diferencias.

**Nacimiento:** la médula espinal alcanza L3.

**Adulto:** la médula espinal termina en la parte superior de L2.

### El sacro

**Nacimiento:** las vértebras del sacro no están fusionadas. Se fusionan a partir de los 18 años y terminan de hacerlo entre los 25 y los 33 años.

El ángulo sacrovertebral en el nacimiento es de unos 20° y aumentará en el crecimiento hasta llegar a unos 70°.

Como hemos dicho anteriormente, todas las dificultades que aparecen en el parto, como quedarse atascado en el conducto vaginal o estar encajado meses antes del nacimiento, pueden producir asimetrías de la cabeza y de la cara por no estar en la posición correcta.


## Deformaciones craneales

- Existen deformaciones duras y blandas.
- Las duras son las que hay que operar para poder corregirlas.

**Craneosinestosis:** deformación dura de cierre prematuro y osificación de las fontanelas.

En las deformaciones craneales duras, la terapia craneosacral sólo puede ayudar antes y después de la operación.


## Deformaciones blandas o posturales

- Las deformaciones blandas o posturales son las que podemos trabajar en osteopatía.
- Se pueden producir cn la gestación.
- También se pueden producir por cmbarazos múltiples, miomas en el embarazo, etc.

La terapia craneosacral puede ayudar en las blandas.

### Plagiocefalia

- El occipital aplanado y el frontal abombado.

### Escafocefalia

- Cabeza alargada y estrecha.
- Es frecuente en prematuros o embarazos múltiples.

### Braqueocefalia

- Occipital plano.

### Trigonocefalia

- Frente muy ancha.
- Ojos convergentes.

### Oxicefalia

- Hay más de un cabalgamiento craneal y tiene forma de torre.
- Sutura metópica muy junta.

Sutherland decía: «Tal como se curva la rama, así se inclinará el árbol».

Si las presiones y tensiones que recibimos durante el nacimiento no se resuelven solas o con la ayuda de la terapia craneosacral, toda la estructura se organiza en torno a esas tensiones.

El primer masaje que recibe el bebé en todos los sistemas es en el momento del nacimiento. Todo empieza cuando los pulmones están preparados y segregan el líquido llamado, sulfactante, empiezan los «abracitos» del útero al bebé y todo se pone en marcha. Las contracciones que recibe el bebé en el cráneo y en todo su cuerpo serán de máxima importancia para la movilidad del movimiento respiratorio primario y la maduración de los sistemas: respiratorio, nervioso, circulatorio, digestivo, inmunológico, etcétera.

En el viaje, el bebé tiene que atravesar el estrecho túnel que forma la pelvis de su madre. Los huesos están formados por un 70 por 100 de cartílago, las suturas y las fontanelas permitirán la maleabilidad de la cabeza para poder salir.

Es muy importante que la mamá y el bebé estén conectados, puesto que sólo él es el protagonista y mamá tiene todo lo que necesita dentro de sí para poder dar a luz. Sólo debe centrarse en escuchar al bebé y luego mágicamente fundirse con él, y ocurre… el milagro de la vida.

## ¿Cómo trabajamos?

El trabajo durante la sesión lo dirige el niño.

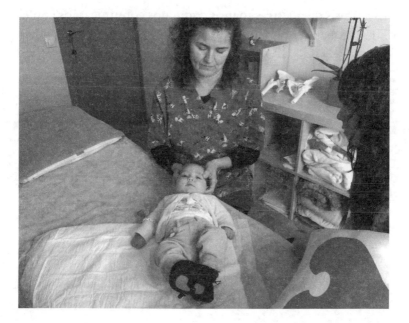

Lo más importante del trabajo es nuestra actitud como terapeutas:

- Neutral
- Respetuosa
- Segura
- Confiada
- Agradecida
- Amorosa
- Enraizada

Trabajamos los diferentes estados de la paciente dependiendo de su situación, es decir, si es durante el embarazo, el nacimiento o directamente sobre el bebé.

Si el tema es sobre el recién nacido, empezaremos escuchando la historia que nos cuentan los padres sobre su bebé, mientras lo observamos y nos vamos conociendo.

## La importancia del tacto

Es a través de nuestras manos como nos comunicamos con el niño; el tacto es un lenguaje primario.

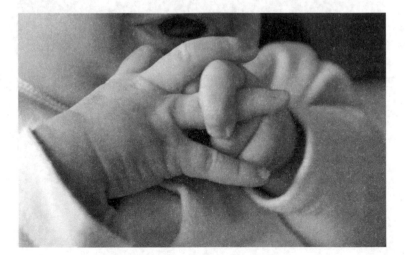

Comprender llega después de sentir.

Entre las personas ciegas ese tacto nunca ha perdido su sutileza e importancia.

Una manera de empezar son las presentaciones. Decimos nuestro nombre y luego el del niño o niña y les explicamos a los padres lo que les vamos a hacer tanto al bebé como a ellos. La confianza hará que obtengamos mejor resultado, debemos tener en cuenta que vamos a tocar el cuerpo de su hijo, siempre con su permiso y desde el respeto.

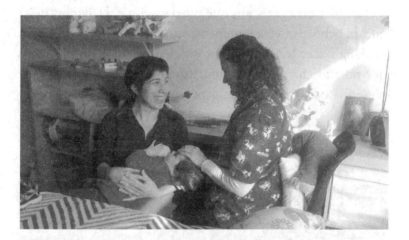

Debemos utilizar todos los recursos posibles, miradas, gestos, canciones, juguetes, el pecho de mamá. Es muy importante tener esto en cuenta, ya que acercarnos poco a poco al bebé, empatizar con él, le dará la confianza que necesita para ser tratado.

El movimiento respiratorio primario del bebé es muy delicado, de modo que el tratamiento tendrá que aplicarse con mucho cuidado y siempre por un terapeuta especializado.

Los bebés responden en seguida al tratamiento craneosacral.

## En el trabajo con los bebés todo comportamiento es comunicación

Una manera de trabajar con bebés es en los brazos de mamá, contactando con la mamá y el bebé, sintiendo lo que necesitan.

Mientras trabajas con bebés es muy importante el diálogo. Sí, ya sé que me diréis: ¿cómo puede dialogar un bebé?, pues lo hace, nos entiende, es lo que en otros términos llamaríamos el lenguaje no verbal. Los bebés deben sentir en todo momento que se los entiende cuando están enfadados, por qué lloran o cualquier otra emoción que puedan sentir. Debemos dejar que un bebé se mueva libremente, ya que en algunas ocasiones necesita hacer los movimientos del proceso del nacimiento que no pudo hacer en su momento por las circunstancias que fuesen, ya sea porque nació por cesárea, fórceps, ventosas, etcétera.

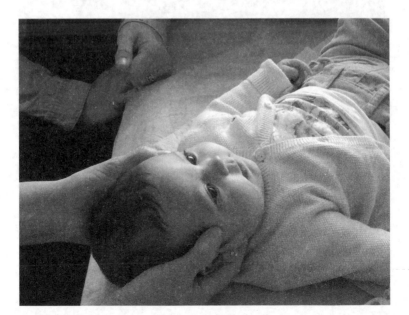

El trabajo de un buen profesional especializado en terapia craneosacral es tener una óptima relación con los futuros padres. Durante el tratamiento, el diálogo es muy importante. Los padres necesitan confiar plenamente en el osteópata, depositar su confianza en él, saber qué está pasando en todo momento con su bebé y crear un ambiente y una empatía distendida en la cual se pueda hablar de cualquier duda que surja entre la pareja y con respecto al futuro hijo.

Tanto si eres un futuro papá, como un alumno de osteopatía o simplemente una persona que ha comprado este libro para saber más sobre este tema, puedo apuntarte que es tan gratificante trabajar con niños o futuros padres, es tanto el amor que das y recibes de ellos, que no hay palabras para describirlo. Hay una frase sacada de la Biblia pero que es válida para todas las culturas y religiones:

*Dejad que los niños vengan a mí.*

No hay tesoro más grande para un profesional que el abrazo de un niño, que te reconozca y sienta cariño por ti, que cuando sus padres vengan a tu consulta, él vaya corriendo y te dé un beso... Os lo aseguro, ¡es maravilloso!

## Indicada en el tratamiento con madres

La terapia craneosacral está indicada en las siguientes situaciones:
- Cuando está afectado el bienestar general de la madre.
- Cuando existe dolor y estados crónicos.
- Cuando la espina dorsal sufre cambios traumáticos y dolorosos.
- Para relajación y alivio de estrés de la madre.
- Para fortalecer el sistema inmunológico.
- Cuando existe desequilibrio hormonal.

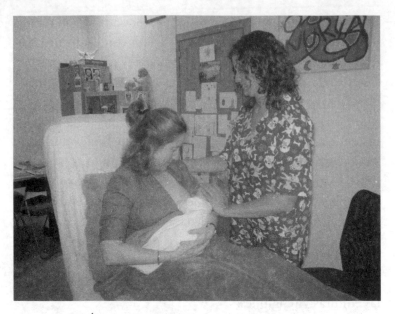

M.ª Ángeles con una paciente de terapia craneosacral.

- Como preparación al parto.
- Después del parto.
- Depresión posparto.
- Después de cirugías.

### Testimonio de una embarazada
### a la cual M.ª Ángeles acompañó en el parto

Al enterarnos de que estábamos esperando un bebé, no tardamos muchos días en llamar a M.ª Ángeles. Tenía muchas ganas de empezar a cuidarme como una embarazada, y la idea de hacerlo con la terapia craneosacral me encantaba.

Desde la primera sesión me sentí muy bien y no sabía por qué, pero salía de la sesión con otra energía, me encontraba mejor. Al estar embarazada, además de disfrutar de un rato maravilloso, contactaba conmigo y con mi bebé. La sesión también era un regalo para él.

Tenía sesión una vez al mes, pero en alguna ocasión, si lo necesitaba, adelantaba la hora. La terapia me ayudaba a estar segura y relajada en momentos de nervios, como por ejemplo cuando iba a las pruebas médicas. Notaba que todo iba bien y esto me reconfortaba más que cualquier palabra. La terapia también le servía al padre, al que hacía partícipe del embarazo. El padre también podía estar vinculado con el bebe durante estos meses.

En el ultimo trimestre, y sobre todo en el ultimo mes, las sesiones eran más seguidas y nos gustaba mucho que fuera así porque los nervios estaban a flor de piel, y recibir esa terapia nos tranquilizaba y hacía que todo fluyera más. Preguntas, respuestas, recomendaciones, posturas, palabras tranquilizadoras, todo esto surgía en las últimas sesiones y era de gran ayuda.

Unos meses antes decidimos que M.ª Ángeles estuviera con nosotros durante el parto. La idea nos encantaba, ya que nos estaba funcionando muchísimo y pensábamos que en el día del parto también sería así.

Así que el último mes hicimos sesiones más encaradas a la preparación del parto.

Escogimos un equipo de médicos que respetaban el parto natural y aceptaban que asistiera nuestra osteópata.

El día se acercaba y hacíamos sesión una vez por semana como mínimo. Los dolores de los últimos días disminuían muchísimo con la terapia.

Al fin llegó el gran día…, me emociono cada vez que pienso en ello y en cómo fue todo. El soporte de tener a M.ª Ángeles a nuestro lado fue fantástico. Agradecimos mucho su presencia y su buen trabajo, ya que en todo momento sentimos una gran confianza y un gran apoyo.

Siempre hemos pensado que asistir a las sesiones de osteopatía nos sirvió para afrontar mejor el embarazo y vivir la maravillosa experiencia del parto y la dilatación, que fue muy fácil y más rápida. Todavía me acuerdo de mi madre contando contracciones y avisando a la comadrona… Yo pensé que todavía no llegaba la hora y ya estaba de ¡seis centímetros! En ese momento tampoco dudamos en llamar rápidamente a M.ª Ángeles. Ella nos acompañó al hospital donde seguí dilatando con gran facilidad. Al cabo de poco tiempo, las contracciones habían subido de tono y ella sabía cómo ayudarme y yo cómo pedirle ayuda. ¡Los tres, junto al bebé, hicimos un gran equipo! En cada contracción me sentía acompañada, segura y querida…, la habitación resplandecía de oxitocina…, ¡era todo amor! Debo decir que mi pareja también colaboró de manera extraordinaria.

En el momento de la expulsión, las cosas se complicaron y el bebé no salía… Tuvimos que entrar al quirófano, me pusieron la epidural para poder intervenir y ayudar a salir a mi bebé. Fueron momentos difíciles, pero la presencia de M.ª Ángeles nos ayudó a estar más tranquilos. Finalmente di a luz y, como se dice, ¡fue el momento más feliz de mi vida!

Aunque el momento del alumbramiento se complicó un poco y tuve una gran hemorragia…, lo único que recuerdo, aparte de saber que mi hijo y mi pareja estaban conmigo, fue la mano de M.ª Ángeles y sus palabras tranquilizadoras.

Pasados unos días, la familia al completo continuamos con las sesiones de osteopatía craneosacral. El padre para tratar lo que había vivido, nuestro hijo para hacer una puesta a punto y lo que le hiciera falta, y yo para recuperarme física y emocionalmente. Fueron unas sesiones muy interesantes, M.ª Ángeles nos transmitía seguridad y tranquilidad y nosotros lo aprovechábamos de tal manera que fueron un éxito.

Deseo que este testimonio les sirva a futuros papás para saber lo importante que es la osteopatía craneosacral y sus beneficios.

Damos las gracias de nuevo a M.ª Ángeles por el cuidado y las muestras de cariño que recibimos por su parte.

✳✳✳

Frederick Leboyer dice: «Aprender a respetar el momento del parto. El nacimiento es un momento sagrado, tan frágil, fugaz y esquivo como el amanecer».

El niño está allí, dudando, haciendo intentos por salir, inseguro del camino a seguir. Se encuentra entre dos mundos.

A medida que la cabeza atraviesa el canal del parto, se ve obligado a adoptar formas determinadas por los contornos de la pelvis materna. Estas compresiones pueden prolongarse durante horas. Los huesos tienen que adaptarse a los diferentes movimientos que ocurren y superponerse. Es lo que llamamos «moldeamiento craneal». Además, el cuerpo del bebé tiene que darse la vuelta con una rotación de 90° para poder salir. Es un proceso de estimulación muy importante, un despertar de todos los sistemas que le preparan para salir al mundo.

El tiempo de duración de lo que se considera un parto normal es de seis a ocho horas. Si se prolonga más, el bebé está sometido a una compresión continuada que aumenta si éste se queda atascado. Las fuerzas de contracción de la madre junto con la resistencia que ofrece la pelvis pueden crear tensiones que quedan grabadas y que suelen verse en los adultos que acuden a la terapia craneosacral.

En un parto llamado «rápido», es decir, menos de seis horas, las contracciones son muy rápidas y fuertes, con lo cual la cabeza y los demás sistemas del bebé no tienen tiempo de moldearse con tranquilidad ni de forma suave, y esta situación creará otro tipo de tensiones no menos importantes que también quedarán grabadas en nuestra memoria celular.

Cuando los niños han nacido muy rápido, todo el mundo está muy contento porque el bebé no ha sufrido. Pero para nosotros en osteopatía es muy importante que nazca después de haber recibido las compresiones necesarias en todos los sistemas para que puedan madurar correctamente:

**Sistema nervioso:** cabeza.
**Cuello:** deglución.
**Tórax:** respiración.
**Abdomen:** digestión.
**Pelvis:** sistema urogenital.

Hay que dejar bien claro que ante la posibilidad de riesgo tanto para la madre como para el bebé, es muy importante utilizar los instrumentos hospitalarios de los que se dispone siempre que sea necesaria para ayudar a la madre o al bebé. Yo soy partidaria de los partos lo más naturales posible, pero si el bebé y la mamá precisan ayuda para evitar el sufrimiento de ambos, lo más importante son ellos, esto lo tengo clarísimo. Creo personalmente que debemos estar unidos a la hora de practicar cualquier forma de medicina, ya sea alternativa o convencional para el bien común.

Hay nacimientos difíciles, como aquellos con vuelta del cordón umbilical en el cuello o en cualquier otra parte del cuerpecito del bebé justo antes de nacer, preeclampsia, utilización de fórceps, cesárea, prematuros, espátulas, nacimiento de nalgas, ventosas, etcétera, en los cuales la terapia craneosacral es de gran ayuda.

En estos casos puede ocurrir que se produzcan problemas en el desarrollo de los diferentes sistemas que se consideran normales pediátricamente por falta de información de la terapia craneosacral, como cólico del lactante, insomnio, falta de peso, etcétera.

### Testimonio de los padres de dos bebés con los que trabajé en la UCIN (Unidad de Cuidados Intensivos Neonatos)

Nuestro encuentro con la terapia craneosacral fue relativamente casual.

Estábamos buscando algún recurso alternativo que nos pudiera ayudar después de la operación de estrabismo de nuestro primer hijo, Om, operado a los dos años de los dos ojos.

Una amiga nos comentó que su cuñada estaba estudiando una especie de osteopatía y que a lo mejor nos podría funcionar, así que nos facilitó el teléfono de una terapeuta especializada en niños.

Aquél fue nuestro momento, y con curiosidad nos desplazamos a Granollers a conocer a M.ª Ángeles.

Antes de entrar en la consulta decidimos guiarnos por la sensaciones que tuviera Om, de él dependería continuar o no. En la primera sesión explicamos a M.ª Ángeles que estábamos allí por el tema de los ojos de nuestro hijo, a ver si nos podía ayudar o que mejorase a pesar de que ya estaba operado.

Con alegría por nuestra parte, vimos cómo algunas cosas del posoperatorio mejoraban, y también otras que desconocíamos se arreglaron. Con una sesión nos sorprendimos de la información que M.ª Ángeles extrajo de Om a partir del contacto que hizo con las manos. Nos dijo que eliminaría los restos de anestesia que quedaban en su cuerpo. También detectó que estaba bajo de hierro, y nos explicó que era debido a la fascia del hígado; estaba bloqueada y no hacía el movimiento necesario para su buen funcionamiento. Al igual que nos dijo que el niño era prudente no sólo por el tema de la visión, sino que tenía ciertos indicios de vértigo y los movimientos bruscos le provocaban mareos...

Recordamos que en aquella sesión lloró como nunca lo habíamos oído llorar, era un llanto de vaciado que al principio nos angustió, pero sabíamos que nuestro hijo estaba en buenas manos. Al terminar la sesión, teníamos a un niño contento y sonriente como nunca, y a pesar de ser un niño muy introvertido tuvo muy buena química con M.ª Ángeles, salió de la consulta feliz. Así que teniendo en cuenta sus buenas sensaciones decidimos que habíamos encontrado aquello que estábamos buscando.

A partir de esta experiencia, hicimos sesiones de terapia, asistimos a cursos que impartía M.ª Ángeles para que los terapeutas de la formación pudieran practicar con familias. Poco a poco nos fuimos impregnando de lo que era la terapia craneosacral y establecimos una relación especial con M.ª Ángeles; la sentíamos muy cercana y la tuvimos muy presente.

La vida nos había preparado una gran sorpresa. Un tiempo más tarde esperábamos la llegada de mellizos. M.ª Ángeles fue una de las primeras en saberlo y nos tranquilizó poder contar con su apoyo en esta aventura.

Los primeros meses de embarazo no fueron fáciles. Aunque estábamos contentos tras asimilar la noticia, Luque, mi mujer, no se encontraba bien físicamente. Sentía mucha presión, como si estuviera a punto de dar a luz y muy pesada, extremadamente cansada y limitada de movimientos. Además no llegaba a sentir el movimiento de los bebés.

Después de una sesión muy esperada, Luque mejoró muchísimo y pudo hacer vida normal. A nivel emocional, M.ª Ángeles la tranquilizó, animó, la hizo sentir consciente y confiada en su cuerpo, muy serena y muy valiente para afrontar el embarazo y el parto.

Llegada la semana 22 del embarazo, la bolsa de Cai se rompió. Así que pasó dos largos meses ingresada en el hospital de la Vall d'Hebron, haciendo reposo absoluto para intentar que los pequeños pudieran estar dentro el máximo tiempo posible. Y aquí estuvo otra vez a nuestro lado, entonces más cerca que nunca. Una vez por semana, Luque la esperaba amb candeletes y saboreaba aquel momento, la sesión, sus manos, su presencia, su compañía, su salero y su inconfundible olor de agua de rosas.

A la semana 31 se puso de parto. Lau nació por parto natural, y ocho minutos más tarde nacía Cai, por cesárea de urgencia, debido a un prolapso de cordón. Los dos ingresaron a la UCIN. Lau se encontraba bien. Cai había sufrido un colapso pulmonar con neumotórax en el pulmón izquierdo. Tardaron más de seis horas en estabilizarlo, y como última consigna nos dijeron: «Lo importante es que no recaiga». ¡Y NO LO HIZO!

Unos días más tarde, M.ª Ángeles entraba en la misma UCIN para hacerle sesión a Cai. Los mismos médicos se sorprendían de su buena evolución. Fueron cuatro días seguidos, intensos, venía cada día, en días festivos, con la familia… Nos sentimos profundamente agradecidos, desbordados de gratitud y muy afortunados por aquellos días en los que estuvo a nuestro lado dándonos apoyo moral y físico.

Más tarde Lau ya estaba en cuidados intermedios. Allí las visitas no pueden entrar, sólo mirar a través de un cristal. Pude experimentar una sesión conjunta: M.ª Ángeles al otro lado del cristal me guiaba, indicándome donde tenía que poner las manos. Fue una delicia. A raíz de esta vivencia, de todo lo recibido, del poder ver, sentir, admirar lo que esta terapia puede ayudar a la salud de un recién nacido, no dudé ni un instante en apuntarme a la formación de osteopatía infantil que imparte M.ª Ángeles en su centro y dar, poco a poco, un vuelco a mi vida, en lo profesional y en lo personal, porque esta terapia es más que una simple profesión.

Al llegar a casa, pasados los tres meses y con oxígeno en la mochila, hicimos la primera excursión familiar a Granollers a ver a la «tita M.ª Ángeles».

Al año y medio, el neumólogo sorprendido de que un niño con su historial solamente hubiera tenido un ingreso por bronquitis en todo ese tiempo, dio el alta médica a Cai.

Y hasta aquí podríamos resumir nuestra historia con tres palabras que tenemos muy presentes: CONFIANZA, AMOR Y GRATITUD.

Cai, Lau, Om, Luque y Joan
Novembre 14

Éste es un ejemplo claro de que podemos ir de la mano las dos medicinas y que incluso en los casos más complicados, incluidos los bebés que están en la UCIN, nuestro trabajo puede apoyar al del médico y al de las enfermeras para beneficio de los pequeños pacientes.

Estos dos bebés sin la medicina tradicional no estarían hoy aquí, pero el trabajo de la terapia craneosacral, reforzaba la salud del sistema que lo necesitaba en ese momento.

Espero que este trabajo algún día se haga en los hospitales de forma natural.

*Quien la sigue la consigue.*

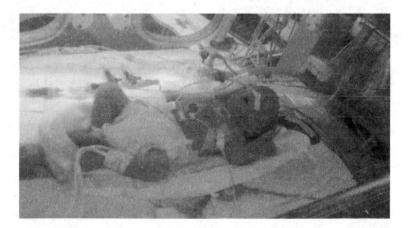

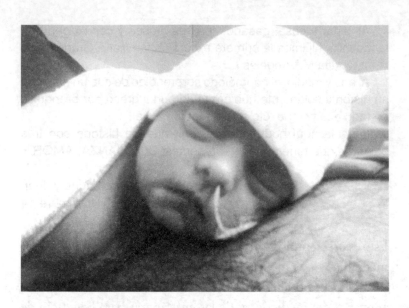

**Transtornos que se tratan con terapia craneosacral pediátrica**

- Cólico del lactante
- Regurgitación
- Tortícolis congénita
- Asimetrías craneales
- Dificultad de conciliar el sueño
- Irritabilidad
- Problemas de succión
- Lagrimal obstruido

Y muchos más. Algunos de estos problemas se detectarán en la edad de escolarización:

- Problemas en el aprendizaje
- Problemas de lectoescritura
- Discálculo
- Déficit de atención
- Dislexia
- Etcétera

Como hemos dicho anteriormente, todas las dificultades que aparecen en el parto, como quedarse atascado en el conducto vaginal o estar encajado meses antes del nacimiento, pueden producir asimetrías de la cabeza y de la cara por no estar en la posición correcta.

## La succión

### Succión: acción sobre el cráneo membranoso

La succión es muy importante en el primer año de vida. Muchas de las tensiones que hay en el cráneo del bebé después de nacer se eliminarán a través de la succión.

- Una buena succión se hace mamando el pecho de la madre.
- La succión influirá en el desarrollo y en:
  - la neumatización de los senos maxilares, frontales, etmoidales y esfenoidales;
  - el bombeo de la silla turca de la hipófisis;
  - el desarrollo de la cara y el cráneo;
  - la maduración de las mucosas.
- El movimiento de la ATM (Articulación Temporomandibular) tiene un efecto de bomba para los líquidos, tanto la sangre como la linfa, y también en la reabsorción del LCR. (Líquido Encéfalo Raquídeo) Para la regularización de las presiones intracraneales en general.
- La succión del pulgar puede ser una señal de una disfunción craneal y motivo para hacer terapia craneosacral.

## La deglución

Los músculos constrictores superiores de la garganta se insertan en las apófisis pterigoides del esfenoides.

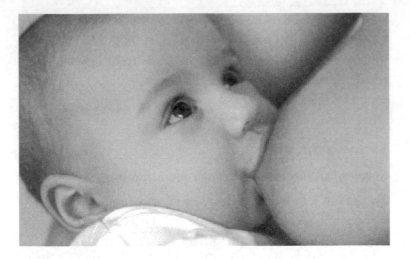

- En la deglución, los brazos de palanca formados por esas apófisis ejercen una acción rítmica sobre:
  - el cuerpo del esfenoides,
  - los huesos de la línea media,
  - el seno esfenoidal,
  - la silla turca.
- Las aponeurosis cervicales y el conjunto de las aponeurosis craneales vehicularán también las fuerzas de deglución, succión y respiración.
- Es muy importante que el bebé realice esto correctamente. Si no es así repercutirá a lo largo de su vida en diferentes sistemas.
- En el caso de que por cualquier razón se decida dar el biberón, es importante darle cada toma de un lado diferente imitando el pecho de la madre para que no se produzca ninguna tensión en sus cervicales, que podría alterar el desarrollo de una correcta motricidad.

## Motivos para ir a sesión los niños nacidos de partos con alguna dificultad

- Tardan en succionar.
- Lloran inconsolablemente.
- Son excesivamente sensibles a cualquier estímulo.
- Vomitan o regurgitan con facilidad la leche.
- Presentan estreñimiento.
- Tienen cólicos del lactante.
- Tienen dificultades respiratorias.
- Se arquean con fuerza hacia atrás al cogerlos o tumbarlos.
- Presentan asimetrías (en la forma de la cabeza, en la pelvis, las piernas o los brazos).
- Tienen tortícolis congénita.

## Otras veces pueden aparecer síntomas cuando el niño empieza la escolarización

- Hiperactividad.
- Déficit de atención.
- Alteraciones visuales o auditivas.
- Problemas con la lectoescritura.
- Escoliosis/cifosis.
- Asimetrías pélvicas.
- Pies equinovaros.
- Alergias, sinusitis.

## Si alguna de estas respuestas es afirmativa, tu hijo necesita terapia craneosacral

Si tu hijo ha nacido con...
- Parto prematuro.
- Parto por cesárea.

- Vuelta de cordón alrededor del cuello.
- Sufrimiento fetal.
- Paro cardíaco.
- Falta de oxígeno.
- Rotura de la bolsa prematura.
- Embarazo múltiple.
- Uso de fórceps, espátulas o ventosa para la extracción.
- Encaje prolongado del cráneo en el canal del parto.
- Presentaciones difíciles del bebé (de nalgas, de cara, con un brazo...).
- Anestesia epidural (ausencia de sensación de contracciones).
- Sensación de intenso pánico por parte de la madre que puede percibir el bebé.

## Cómo saber si tu hijo necesita terapia craneosacral

- En tus brazos, acostado o sentado, ¿echa la cabeza hacia atrás sin causa concreta?
- ¿Apoya la cabecita contra la cabecera de la cama mientras duerme?
- ¿Duerme siempre del mismo lado?
- Cuando está acostado, ¿tiene una postura en forma de coma?
- ¿Saliva mucho?
- ¿Regurgita mucho después del biberón?
- ¿Tiene dificultades para respirar?
- ¿Encuentras que está demasiado excitado o quieto?
- ¿Se despierta por la noche?
- ¿Tiene un ojo más abierto que el otro?
- ¿Tiene una oreja más despegada que la otra?
- ¿Piensas que su cara es asimétrica?

O simplemente, como en otros países ocurre, todos deberíamos recibir el «primer regalo de vida» estoy convencida de que a todos los niños les viene bien hacer terapia craneosacral después del nacimiento, de forma preventiva sólo por descartar que haya algo que luego pudiera afectar en su infancia, adolescencia, o en su edad de adulto o simplemente como se hace en otros países «El primer regalo de vida» es una manera de prevenir lo que pueda aparecer en el futuro.

## Etapas del desarrollo motor

### Recién nacido

- Postura de flexión fisiológica.
- Los reflejos son visibles.

### Desde las 4 hasta las 6 semanas

- Boca abajo: eleva y gira la cabeza.
- Aumenta el rango de movimiento y movilidad de los brazos.
- Aumenta el rango de movimiento de la cadera al tiempo que disminuye el tiempo que permanecía en un grado de alto flexión.
- Desde recién nacido hasta los 4 meses de edad: reconoce a la madre (llora cuando lloran otros bebés).
- 8 semanas: sonidos de una sola vocal (a, u).

### Desde los 3 hasta los 3 meses y medio

- Comienza a aguantar peso sobre los brazos cuando está boca abajo.
- Lleva las manos hasta la línea media; junta las manos a la altura del pecho en posición decúbito supino; puede tirar de la ropa.

- Mantiene la cabeza erguida a unos 90° y puede girarla con libertad.
- Empuja con las piernas cuando está boca abajo.
- Balbucea.

## 4 meses

- Se sienta erguido con un poco de apoyo.
- Rueda hacia un costado desde las posturas decúbito prono y decúbito supino (boca abajo y boca arriba).
- Aumenta la movilidad de la pelvis y el impulso de las piernas al empujar.
- Junta las manos en el aire.
- Realiza variaciones de los sonidos habituales.
- Reconoce y responde a su nombre.
- Expresa una sensación de pérdida cuando la persona principal que le cuida no está presente.

## 5 meses

- Incrementa la capacidad de rodar: rueda hacia los lados y desde la posición decúbito prono a decúbito supino de manera voluntaria.
- Se lleva las manos a la boca.
- El adulto puede tirar del bebé para que se ponga de pie.
- Junta las manos en el aire, utilizando la flexión de los hombros.
- Balbucea con 3-4 sílabas.

## 6 meses

- Va cambiando por turnos el peso sobre los brazos extendidos.

- Intenta alcanzar a su mamá los juguetes, etcétera.
- Utiliza la flexión lateral del tronco para rodar sobre sí mismo.
- Emite sonidos desde la parte inferior trasera de la garganta.

## 7 meses

- Gatea («gateo de combate»), se desliza, se arrastra.
- Se mueve separando el vientre del suelo.
- Se sienta sin ayuda ni apoyo.
- Se puede colocar por sí mismo en posición sentada a partir de la posición de gateo.
- Ansiedad ante los extraños (desde los 7 hasta los 10 meses).

## Desde los 8 hasta los 10 meses

- Avanza a cuatro patas (lo que solemos denominar «gateo»).
- Utiliza los muebles para tirar de sí mismo hasta ponerse de pie.
- Se sienta de manera independiente.
- Puede tirar de sí mismo hasta ponerse de pie de manera independiente pasando por la posición de rodillas y sobre una sola rodilla.
- Pa-pa / ma-ma.

## Desde los 11 hasta los 12 meses

- Camina junto a alguien que sujeta sus dos manos como guía.
- Se desplaza caminando, agarrándose a los muebles.
- 2 o 3 palabras.

- Cierta comunicación/lenguaje.
- Comienza a explorar el entorno.

## Desde los 13 hasta los 15 meses

- Puede subir escaleras gateando.
- Puede ponerse de pie por sí mismo.
- Puede caminar solo.
- Puede mantener el interés durante 2 minutos.
- Utiliza de 5 a 7 palabras de una forma consistente.
- Juegos de imitación y de reflejo.
- Muestra su enfado.

Todas las etapas de un bebé son maravillosas. Y son importantes para la maduración del cuerpo calloso y para que se realicen correctamente las conexiones neuronales del primer año de vida, que si no se realizan correctamente, podrán afectar luego en su aprendizaje en la escuela. Evidentemente cada niño lleva su ritmo, pero si vemos como papás que se salta alguna etapa o le cuesta, deberíamos pedir una sesión con el terapeuta craneosacral.

### Testimonio de los padres de un niño adoptado con TDH ( Trastorno de Déficit de Atención por Hiperactividad)

M.ª Ángeles nos ha brindado la oportunidad de explicar nuestra historia cediéndonos un pequeño espacio en este libro, y hemos aceptado encantados ante la posibilidad de poder ayudar a otras familias dando a conocer esta terapia tan interesante a la vez que poco conocida.

Hace doce años, mi marido y yo tuvimos la suerte de poder adoptar a nuestro hijo; llegó con tres años y medio y fue un gran regalo. Es un niño alegre, bueno, inteligente y con muy buena vinculación. Empezó el colegio en P-4, y todo fue muy bien, igual que en P-5 pero en el primer año de primaria empezaron los problemas. Su maestra nos comentó que el niño podía tener TDH. Dejamos pasar un poco de tiempo, pero durante el segundo curso la misma maestra seguía insistiendo en esa posibilidad. Ante su insistencia le hicimos unas pruebas. Los resultados no salieron del todo claros y dado que el niño había cambiado de país, de lenguaje y de ambiente, nos aconsejaron esperar un tiempo más.

Ya en sexto de primaria buscamos una psicóloga para que trabajara con el niño la impulsividad y la atención y así intentar solucionar las dificultades que tenía en el colegio. Transcurrieron dos años y volvimos hacerle las pruebas. Ya con los nuevos resultados en la mano, la misma psicóloga nos aconsejó ir a ver al psiquiatra, ya que consideraba que debía tomar medicación. Después de que la psiquiatra repitiera las pruebas y llegara a la misma conclusión, empezaron a medicar al niño, cosa que no nos gustaba nada, pero ante la falta de alternativas creíamos que no había más remedio. Estuvo medicándose durante todo el curso y aunque hubo una mejora, no fue todo lo notable que cabía esperar.

Ya en el mes de junio nos pusimos en contacto con M.ª Ángeles, ella nos informó sobre la terapia biodinámica craneosacral y cómo ésta podía ayudar a nuestro hijo. Antes de empezar con la medicación decidimos prescindir de ella durante los meses de verano, así que el niño empezó las sesiones sin tomar nada. Comenzó la terapia haciendo una sesión semanal durante tres semanas y después las sesiones empezaron a ser mensuales.

Cuando empezó el colegio no quisimos que retomara el tratamiento con la medicación, prescindimos de ella. Seguimos llevando mensualmente a nuestro hijo a ver a M.ª Ángeles, pero preferimos no decir nada en el colegio para que no estuviesen influenciados y que así nos dijeran qué evolución veían en el niño.

En el mes de diciembre tuvimos una reunión con sus profesores. Nos comentaron que habían notado una clara mejoría. Ellos creían que era debido a la medicación y que por eso nos aconsejaban seguir dándosela. Así que seguimos con la terapia biodinámica craneosacral unos meses más. Transcurrido un tiempo, M.ª Ángeles nos dio el alta y desde entonces desapareció el problema del TDH.

Después de todo esto somos «fans» de M.ª Ángeles y de la terapia, que además, a lo largo del tiempo y por distintos motivos, ha estado muy presente en muchos momentos de nuestras vidas.

Tras esta experiencia tenemos una cosa clara: hemos descubierto a una gran terapeuta y una magnífica terapia a la que recurriremos siempre que necesitemos y que aconsejamos a todos los futuros papás o a los que ya tengan hijos, ya que nuestro caso es un ejemplo de que funciona.

Gracias, M.ª Ángeles, por haber ayudado a nuestro hijo y a nosotros también.

# 6

# Terapia craneosacral
# en la infancia

Estoy llegando al final del libro y sin especificar por qué es importante la terapia craneosacral sobre todo en la infancia.

Hay parejas que desconocen esta técnica y que cuando su bebé nace se encuentran con problemas que no saben cómo resolver. Debido a que alguien les comenta que existe la terapia craneosacral, van a consultar con un terapeuta especializado en dicha terapia y descubren otra forma de medicina terapéutica, totalmente diferente a lo que hasta entonces conocían, y lo más importante: con resultados óptimos.

Tanto si el niño tiene sólo meses como si ya ha pasado del año, insistimos en que ciertos problemas tienen solución, es más, incluso en adultos la terapia craneosacral es eficaz para borrar huellas traumaticas impresas en su cerebro y así liberar antiguos patrones de su nacimiento. Es una terapia que funciona en todas las edades, pero cuanto antes la recibamos mejor.

En bebés o niños a los que les cuesta conciliar el sueño, son irritables, introvertidos, se aíslan en su mundo, son desordenados, les cuesta comer, tienen algún problema psicomotor, si aparece alguna «itis» en los dos primeros años de vida –o sea, otitis, faringitis, bronquitis de repetición–, la terapia craneosacral puede resolver y evitar que esos patrones se repitan.

Es importante escoger a un buen terapeuta en esta especialidad. Confiar plenamente en él y dejarse guiar por la intuición que los padres tienen hacia esa persona.

Hay diferentes técnicas en el momento de tratar al bebé recién nacido, al niño o al adulto. Todas se realizan con las manos, a través de la palpación, escuchando el cuerpo hasta que nos muestre qué sistema tenemos que trabajar, al tiempo que se entra en un diálogo: se crea una empatía con el niño, para que se sienta a gusto con el terapeuta mientras éste hace su trabajo. El mejor apoyo para el terapeuta son los padres, incluso cuando trabajamos con bebés podemos trabajar mientras la mamá da el pecho, también utilizamos música, juguetes, lo que el niño necesite para sentirse seguro.

Y por supuesto, creo firmemente que todos los bebés deberían recibir terapia craneosacral después del nacimiento como pasa en otros países, en los que en el mismo hospital ya reciben «el primer regalo de vida», es decir, una puesta a punto después del nacimiento.

A continuación pongo un ejemplo para que comprendáis lo importante que es recibir terapia craneosacral en los primeros meses del recién nacido.

Fue hace cuatro años, el día de Nochebuena por la mañana. Ese día no fui a trabajar. Estaba comprando como tantas otras mamás en el mercado todo lo necesario para preparar la comida de Navidad. Sonó mi móvil. Eran unos papás que llamaban de parte de una pediatra de Cardedeu. Estaban un poco desesperados, tenían un bebé de un mes que no paraba de llorar, incluso yo lo oía a través del teléfono. Los papás querían una visita lo antes posible. Aunque yo ese día no tenía previsto trabajar, me dio pena pensar que podían pasar las Navidades con el bebé llorando sin parar pudiendo ayudarlos ese mismo día. Les propuse que vinieran en un par de horas para que yo tuviera tiempo de continuar con mis compras. Les pareció bien.

Llegaron a mi consulta unos padres desesperados con un bebé que no paraba de llorar, tenía un color morado. Les expliqué un poco cómo funcionaba y cómo trabajamos en terapia craneosacral y empecé la sesión.

Les dije que desnudasen al bebé, no sin antes asegurarme de que hubiera una buena temperatura en el ambiente. Al escuchar su cuerpo, noté que tenía un bloqueo y una inflamación muy grande en la zona de los testículos, esto es algo que en pediatría sería habitual, pero que yo notaba que era producido por el sistema linfático y que le estaba produciendo al niño mucho dolor en la zona genital, como diríamos vulgarmente «dolor de huevos». Imaginad la cara del papá cuando le dije lo que le pasaba al bebé; se puso casi tan morado como su hijo.

Empecé a trabajar y el niño comenzó a orinar como una fuente de esas de los angelitos. Conforme iba haciendo pipí, el niño se iba relajando. Dejó de llorar. Su carita recobró su color rosado. Hubo un «antes» y un «después» tras hacerle la sesión. Los papás pasaron las Navidades más tranquilos pudiendo disfrutar de su segundo hijo. Después, ya con más calma, hicimos dos sesiones más para acabar de asentar el trabajo.

\*\*\*

Este ejemplo, querido lector o lectora, es para que comprendas que si los padres no hubieran traído a su bebé a hacer una sesión de terapia craneosacral, éste se hubiese pasado, no sabemos cuánto tiempo, llorando sin que el pediatra viese nada, pues lo que tenía no lo podía diagnosticar un médico porque ese dolorcito no se veía en ninguna prueba que se le pudiera hacer al bebé. Sólo lo podía sentir un terapeuta escuchando el cuerpo del bebé.

Por todo ello, insisto en que me gustaría que después de leer este libro todo el mundo entienda la importancia de que «el primer regalo de vida» es una sesión de terapia craneosacral.

### Testimonio de Maite
### Otro caso que sin la terapia craneosacral
### no se hubiera detectado

Nuestro hijo de un mes lloraba desesperado cada vez que lo poníamos en el cochecito o en la sillita del coche. Mucha gente nos decía que no pasaba nada, que era normal o incluso nos habían comentado que los niños son muy listos y que saben que llorando los padres les harán caso, en una palabra, que nuestro hijo nos tomaba el pelo y que ya se acostumbraría.

Tanto a mi marido como a mí no nos parecía normal, sobre todo porque se ponía en posición fetal y lloraba con mucho desespero. Incluso nos daba la sensación de que estaba como bloqueado.

Así que, desesperados, buscando una solución y tras consultar al pediatra, a una amiga también pediatra, a diferentes conocidos que tal vez nos podían ayudar y después de insistir e insistir, la propia enfermera de pediatría nos habló de la osteopatía. Nosotros desconocíamos esta técnica, pero si debíamos tener una consulta por el bien de nuestro hijo, la tendríamos y a ver qué pasaba.

Nada más llegar a casa buscamos información por Internet para saber qué era la osteopatía y en qué consistía.

Así fue cómo contactamos con M.ª Ángeles. Cuando llevamos a nuestro hijo y le explicamos su historial, enseguida nos dijo que nos podía ayudar con sólo unas tres sesiones.

Nosotros pensábamos que hasta que no se terminaran las sesiones no notaríamos ningún cambio en nuestro bebé, pero afortunadamente no fue así. Al día siguiente de la primera visita a M.ª Ángeles sacamos a pasear a nuestro hijo, y cuál fue nuestra sorpresa que saliendo de casa ya estaba dormidito en el cochecito. No lo podíamos creer. ¿Casualidad? Eso nos preguntamos, pero en días posteriores nos dimos cuenta de que nuestro hijo ya no lloraba ni se bloqueaba, e incluso podíamos viajar en coche sin que él se desesperase. También nos comentó que encontró que el bebé estaba completamente mareado y el líquido del vestíbulo audiocular no estaba igual en un oído que en otro.

Gracias a M.ª Ángeles y a la osteopatía nosotros también pudimos estar más relajados, sin nervios e incluso disfrutábamos más de las salidas con nuestro bebé.

Tras esta experiencia creemos que todos los futuros padres deberían hacer unas sesiones de osteopatía craneosacral y después del nacimiento de su hijo, otras sesiones más les irían de maravilla como a nosotros nos ha pasado.

Maite

## Vínculo y apego

M.ª Luisa Becerra dice: Una de las maneras en las que el bebé se relaciona con su madre antes de nacer es a través del torrente sanguíneo (la placenta y el cordón).

Un segundo canal de comunicación es la vía sensorial. Los bebés se comunican perfectamente con sus madres cuando ellas son conscientes de ello.

Los primeros minutos de vida son decisivos para crear un vínculo afectivo de seguridad, y éste se creará a través de la relación sensorial madre-hijo: vista, oído, gusto y tacto son el vehículo.

Recuerdo que cuando estaba en mi útero el menor de mis hijos no le gustaba nada que yo fuera al cine. En cuanto me sentaba en la butaca, comenzaba a patear con tal fuerza que opté por dejar de ir a uno de mis entretenimientos favoritos.

Se ha descubierto que cuando la madre se comunica directamente con el bebé, la frecuencia cardíaca de éste sube; ocurre lo contrario cuando la madre ignora y se pone a hablar con otras personas.

Otro canal de comunicación es el extrasensorial: madre e hijo se relacionan a través de la intuición, sueños, momentos inexplicables e inesperados...

A mayor comunicación conductual, sensorial o extrasensorial, mayor y mejor será el vínculo afectivo con el bebé que nacerá, lo que incidirá positivamente en el desarrollo del embarazo, parto y amamantamiento.

La oxitocina, hormona primordial del parto y neurotransmisor, desempeña también un importante papel en el desarrollo del vínculo afectivo entre madre y bebé, así como en todas las actividades sociales que impliquen placer, intimidad y felicidad. Cada vez que te permites vivir situaciones placenteras, segregas oxitocina.

Observa a un bebé que está en contacto visual con su madre y veras cómo si ella gira la cabeza hacia un lado el bebé hace lo mismo siguiéndola, o si ella abre la boca el bebé también lo hace. Esa imagen es la descripción de lo que es el vínculo de la comunicación desde el placer, sin necesidad de palabras.

Si a un recién nacido con el que sus padres se han comunicado durante el embarazo le colocan dos personas a ambos lados, una su mamá y otra un desconocido, y las dos lo llaman a la vez, el bebé siempre girará su cabeza hacia su madre (o su padre si fuera él quien estuviera presente). Para su sano desarrollo afectivo, el bebé necesita estar en contacto directo con sus padres o con uno de ellos constantemente durante aproximadamente nueve meses. De esa manera, comenzará a identificarse como individuo sabiendo que a su vez está unido el amor. Así podrá desarrollar su individualidad lejos del miedo al abandono.

Las primeras semanas tras el nacimiento son de suma importancia, y cualquier intromisión supondrá un elemento perturbador. Por supuesto que es absolutamente desaconsejable que el bebé sea separado de su madre en el momento de nacer; necesita y quiere estar con su madre, y con ninguna otra persona. Como renacedora, sé de las dramáticas memorias que los seres humanos tenemos debido a esos momentos de separación, y lo peor: las decisiones de vida tomadas a raíz de esas experiencias de separación, como por ejemplo: «para vivir necesito estar separado».

Ninguna otra persona que no sea su madre es la ideal para criar al bebé, cuidarlo, abrazarlo y amarlo las veinticuatro horas del día. Todos los sustitutos lo llevarán, inevitablemente, a tomar decisiones de separación y abandono en mayor o menor grado.

Es preferible que la mujer que acaba de dar a luz reciba todo el apoyo posible relacionado con los quehaceres de la casa y ella se dedique exclusivamente a su hijo.

He visto con asombro cómo muchas mujeres, después del parto, se instalan con su marido e hijo en casa de sus padres. Esto no es otra cosa que una regresión: la recién madre está pidiendo que la atiendan como no hicieron cuando nació; necesita ser cuidada. Pero, ¿será eso lo que quiere el bebé? ¿O preferirá estar en su espacio de intimidad sin la intromisión de abuelos, niñeras y demás expertas? Al bebé no le importa que mamá no lo sepa hacer tan bien, sólo quiere amor. La madre necesita intimidad y tranquilidad para adaptarse a la nueva situación, igual que el bebé.

En esta fase, el papel del padre es también muy importante.

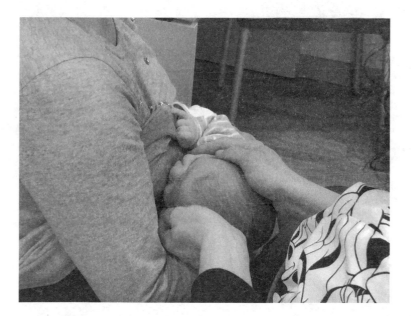

Muchas mujeres han entrado en crisis durante el posparto debido a la discriminación que el hombre ha sentido. Sería conveniente que se favoreciera el desarrollo del vínculo afectivo padre-bebé.

# Epílogo

Querido lector o lectora, espero que toda la información expuesta a lo largo de estas páginas te haya servido para que sepas qué es y en qué consiste la terapia craneosacral.

Si bien en otros países como Francia, Suiza, Bélgica, etcétera, es ya conocida y prácticamente los futuros papás acuden al terapeuta como si de un ginecólogo o un pediatra se tratara, en España, a pesar de que se está practicando desde hace muchos años, es relativamente nueva, y en algunos sitios, desconocida. Se han editado libros muy interesantes al respecto, pero son más específicos y técnicos, por lo que cuesta más que el lector no especializado en este tema los pueda entender.

Éste que tienes en tus manos es un libro escrito de forma sencilla, con algunas fotografías y explicaciones donde puedes hacerte una idea de cómo trabajamos los terapeutas especializados en terapia craneosacral.

Mi sueño sería unir las dos medicinas, la convencional y la llamada alternativa, en beneficio de los futuros padres, bebés y niños. A veces se da el caso de que los médicos ya no pueden hacer nada más con algún paciente, no pueden continuar dándole pastillas porque el cuerpo se ha habituado y no surten efecto, o incluso pueden causar más daño que beneficio, y es ahí cuando entramos nosotros. O al revés, hay situaciones que sólo pueden curar los médicos, o por lo menos la persona debe visitar a un doctor para que le haga un diagnóstico y a partir de ahí saber a qué atenernos. Es decir, las dos formas de practicar medicina son muy importantes, y lo que sería más interesante es que se dieran de la mano, que se unieran para el bien del paciente. Deseo y espero poder verlo con mis propios ojos, de hecho, esto último ya está pasando. A mi consulta vienen pacientes que tanto las enfermeras, como las comadronas, pediatras, médicos, etcétera, me envían, y puedo asegurar que he visto con mis propios ojos cambios espectaculares en los pacientes.

Cuando digo unir o ir de la mano es porque yo he visto en mis propios hijos los resultados tan beneficiosos de unirnos.

La doctora Viola Frymann es para mí una de las mejores osteópatas del mundo. Está especializada en osteopatía pediátrica además de ser médico, porque en otros países para ser osteópata antes debes tener la carrera de Medicina. Como aquí todavía no está regulado y no saben cómo poder focalizar las diferentes alternativas dentro del mundo sanitario, no hace falta estudiar Medicina para ser osteópata, en el día en que escribo este libro, Viola tiene 94 años y continúa dando clases y cursos por todo el mundo. Para mí es un ejemplo muy bonito de vida.

Viola realizó un estudio hace bastantes años en un hospital con 1250 niños, los cuales unos recibieron osteopatía y otros no. El resultado fue muy significativo. A los que habían recibido esta técnica además de solucionárseles los problemas a nivel físico (asimetrías, problemas oculares, cadera más alta, etcétera) también se les notó a nivel de conducta: más tranquilos, equilibrados, alegres, etcétera, una gran diferencia con los que no la habían recibido. Después de dicho estudio, se llegó a la conclusión de lo importante que es recibir esta técnica tanto para los padres como para los hijos, algo en lo que estoy totalmente de acuerdo y que en todos mis cursos, mis conferencias y en mi consulta no me canso de repetir.

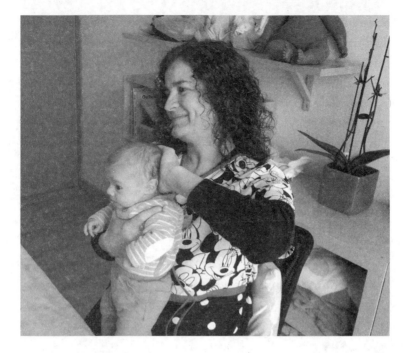

Todos deberíamos recibir una puesta a punto después del nacimiento. Lo que yo llamo «El primer regalo de vida» después de nueve meses en el vientre materno, nutriéndonos de oxígeno, emociones, nutrientes, etcétera, y el nacimiento del bebé, todas necesitamos recolocarnos. La terapia craneosacral ayuda a liberar emociones y tensiones acumuladas en el embarazo y nacimiento, es una terapia preventiva porque a pesar de que aparentemente el bebé esté bien, siempre hay algo que podemos mejorar. A esto le llamo yo «mejorar la perfección».

Hay muchos papás que se desesperan después de nacer su hijo porque llora y llora y no saben qué hacer. Sufre el cólico del lactante, molestias, problemas digestivos, a veces vomita, regurgitaciones, insomnio, y esto podría tener relación con el momento del nacimiento. El osteópata, el terapeuta craneosacral, después de nacer el bebé escucha el cuerpo de éste y apoya el sistema que más lo necesite, así el niño estará más tranquilo, dormirá mejor, no tendrá cólicos del lactante, no presentará infecciones de repetición, o cualquier otra patología y estará mucho mejor. Si él está mejor, sus papás también.

La osteopatía es una medicina preventiva como ya he dicho anteriormente, y a medida que los papás la van conociendo, van viendo las virtudes y los beneficios de recibir esta terapia craneosacral.

De corazón deseo que la información recibida en este libro te sirva para incrementar tu sabiduría y conocer que existen medios a tu alcance para ser más feliz.

*Si te dan herramientas para construir un mundo mejor,*
*no las desaproveches.*

# Acerca de la autora

## Cómo empecé a sentirme atraída por la osteopatía

Cómo empezó todo hace unos cincuenta años.

Una mujer muy guapa de Jaén se fue a estudiar peluquería a Madrid. Los domingos le gustaba ir al baile, como se hacía en los años sesenta. Fue allí donde un chico guapísimo se fijó en ella. La miró porque era una belleza de mujer muy diferente a todas, y no la había visto antes en el lugar. Sus miradas se cruzaron hasta que empezaron a bailar. Desde ese momento los dos supieron que estaban hechos el uno para el otro. No hacía falta nada más. Empezaron a salir, a conocerse mejor. A medida que pasaba el tiempo, se daban cuenta de que además de la atracción que sentían el uno por el otro, un sentimiento más profundo llamado amor se estaba gestando.

A veces sin pensarlo encuentras a la persona con la que siempre habías soñado, en esta ocasión fue así. Se casaron y ella quedó embarazada al poco tiempo, al mes de estar casados.

A pesar de que para Rafi, quedarse embarazada tan pronto fue una sorpresa que no esperaba, durante los 9 meses de gestación se sintió muy bien, sin ningún problema, el matrimonio estaba muy feliz con la idea de ser padres. Ninguno de los dos podía imaginar lo complicado que sería el parto. Duró 48 horas.

Rafi, como tantas mujeres en aquella época, tuvo un parto sin dolor, le pusieron la pentotal. El problema fue que el bebé llevaba vuelta de cordón y eso le impedía poder salir con facilidad. Tuvieron que ayudar con los fórceps. Rafi tuvo una hemorragia durante el alumbramiento, lo que hizo que tuviese que recibir transfusiones porque se había quedado muy débil. Por esta causa se quedó ingresada en el hospital varios días, porque el doctor le dijo que tenía que tomárselo con calma, tenía que hacer reposo un tiempo y luego saldría nueva. A pesar de todo, fue uno de los momentos más maravillosos de su vida. Tanto Rafi como el bebé se encontraban en perfecto estado gracias también a todo el equipo médico que colaboró a la perfección en todo momento y su posterior recuperación.

Los ojos de Rafi sólo miraban a su niña; todo el esfuerzo y agotamiento le parecían insignificantes ante ese momento tan bello. Se sentía feliz al ver esa preciosidad, ese milagro de la vida en sus brazos. ¡Y no digamos el papá! No se atrevía a cogerla, pensaba que le haría daño con sus manos tan grandes comparadas con ese cuerpecito tan chiquitín, pero con el tiempo fue perdiendo ese miedo y siempre que podía la tenía en sus brazos.

A la pequeña le pusieron el nombre de M.ª de los Ángeles porque la abuela se llamaba Ángela, y como en esa época se estilaba poner delante del nombre el apelativo «María», decidieron que se llamaría M.ª de los Ángeles.

Supongo que habréis adivinado que esa niña era yo, la misma persona que escribe este libro.

Ser padres es una experiencia única. No digo que sea la mejor para todos, pues cada persona lo vive a su manera, e incluso hay madres que deciden no casarse y tener ellas solas a su hijo, también hay parejas que no desean tener hijos y no por ello son infelices. Hay que respetar la decisión de cada uno, eso es lo más importante.

Con demasiada frecuencia, cuando hay una pareja que lleva un tiempo sin tener descendencia se les acribilla con preguntas: «¿Cuándo seréis padres?»; «No tardéis mucho que se os pasará el arroz»; «Cuándo me haréis abuela?»…, comentarios que sin querer pueden hacer mucho daño, pues sólo la pareja sabe los motivos por los que no tiene hijos.

Una vez aclarado este punto continúo con mi historia.

Un buen entorno familiar, buenas experiencias y momentos de felicidad son muy importantes para el buen desarrollo del niño y su posterior madurez. En ese aspecto puedo decir que yo fui afortunada. Rodeada de personas que me querían y respetaban mis decisiones a pesar de que no siempre coincidiésemos, pasé momentos inolvidables que cualquier persona desearía experimentar. La educación que recibí me sirvió para ser responsable e independiente y no culpar a los demás de mis fracasos o aciertos.

Me casé y tuve tres hijos maravillosos, aunque la historia de mi mamá se repitió en cuanto a lo difícil de mis partos.

Mi primera hija fue Sara. A mi marido y a mí nos hacía mucha ilusión ser padres y cuando supimos que estaba embarazada tuvimos una gran alegría.

Todo iba bien hasta que me dijeron que mi hermano había entrado en el hospital porque le habían detectado diabetes, sólo tenía 21 años. Eso me ocasionó un gran disgusto que repercutió no sólo en mi estado emocional, sino también físico. Me empecé a encontrar mal, y hacia el quinto mes tuvieron que ingresarme. Me dolía mucho la cabeza, estaba todo el tiempo mareada. Tras una semana en el hospital, me dieron el alta. Me encontraba ya bien y a partir de ahí continué con un embarazo sin más contratiempos. A las 39 semanas me puse de parto.

No sé por qué pero me entró mucho miedo. Me temblaban las piernas y la boca. Seguramente la causante de esos temblores era la hormona oxitocina que me administraron durante el parto, pero reconozco que aparte de los efectos producidos por el organismo había mucho miedo a nivel emocional.

Tuve fiebre en el momento del parto y por esa razón ingresaron a mi hija Sara, veintiún días pinchándole antibiótico para prevenir alguna posible infección de riesgo al pasar por el canal del parto. Como a la pequeña no le podían pinchar en las venitas, lo hacían en la cabeza. Realmente era impresionante, sólo de pensarlo me da escalofríos.

Una vez en casa, pensamos que todo iría mejor, pero no fue así. No podíamos consolar a la pequeña, lloraba todo el día, no sabíamos por qué. Eso duró unos cinco meses. Yo estaba desesperada. No sabía qué hacer ni a quién acudir. En ese momento no sabía qué era la osteopatía ni la Terapia craneosacral.

Pasó el tiempo y volví a quedarme embarazada. Por supuesto, y al igual que el primero, fue un embarazo deseado. Esta vez no tuve ningún percance. Me sentía muy feliz, con mucha vitalidad, trabajé hasta el último momento y el día que me puse de parto, rompí aguas haciendo de vaca en el belén de la guardería de mi primera hija, sí, habéis leído bien, ¡haciendo de vaca! Por mi disfraz, que tapaba todo mi cuerpo, nadie se enteró de lo que me ocurría. No fue una rotura de bolsa exagerada. Iba perdiendo poco a poco, así que me cambiaba la compresa y continuaba representando mi papel. Aguanté hasta que la fiesta se acabó. Me encontraba bien, tanto era así que no dije nada a nadie.

Cuando todo terminó, mi hija Sara y yo nos fuimos a casa. Aún me río ahora con sólo pensarlo.

Bañé a Sara, la arreglé, lo preparé todo y nos fuimos hacia el hospital. El parto en esta ocasión fue bastante bien. Otra preciosa niña llegó a mi vida. Le pusimos por nombre Núria.

Una vez ya en casa, justo a los dos días, las cosas se complicaron. La niña empezó a tener fiebre debido a una infección de orina. Aún hoy me preguntó cuál fue el motivo de que eso ocurriera. A razón de ello le pusieron un antibiótico. Era muy pequeña y tanto mi marido como yo estábamos muy apenados por lo que le ocurría a nuestra pequeña, además nos preguntábamos: «¿No podremos tener un hijo sin que nos ocurra nada?». Aunque no era grave comparado con otros casos que a veces pasan, a mí me afectó, pues en cierta manera me sentía fatal pensando que en algo había fallado, y al cabo de un tiempo me derrumbé.

Poco a poco volví a recuperar fuerzas y pensé que si me volvía a quedar embarazada no tenía por qué pasarme otra incidencia, me tocó a mí como podía pasarle a cualquier otra mujer. Con el tiempo la niña se recuperó y todo quedó en el recuerdo como un mal momento ya pasado.

Mi tercer hijo, Carlos, fue concebido con amor como los otros dos, pero cuando me enteré de que estaba embarazada me costó aceptarlo, simplemente porque en esa ocasión no fuimos a buscar ese embarazo. Ocurrió porque creíamos que por una vez que no tomáramos medidas no pasaría nada, pero cuando un bebé ha de venir al mundo, cuando tiene una misión que cumplir, ya se pueden poner los medios que sea, que ocurre, aunque se haga el amor una sola vez. No es que no lo desease, nada de eso, simplemente en ese momento me pilló de sorpresa y me angustió el pensar cómo haría, no me veía capaz con mis dos hijas aún tan pequeñas de tres y cuatro años. Me sentía triste, enfadada conmigo misma, tenía emociones contradictorias: por una parte me alegraba de pensar en otro hijo, ya que tanto a mí como a mi marido nos gustan mucho los niños, pero por otro lado no sabía cómo podría hacerlo con otro niño más.

Quiero aclarar que en ningún momento pensé en la posibilidad del aborto, de hecho me enfadé muchísimo cuando la ginecóloga me lo propuso al ver que lloraba ante mi nuevo embarazo.

No sé si debido al estrés que sentía o a otro factor, tuve un infarto cerebral en el quinto mes de embarazo. A razón de ello, todo mi lado derecho, mi ojo, mi mano, no funcionaba de la misma manera, no era una parálisis completa, pero sí tenía dificultades de movilidad, y ese fue el motivo por el cual durante el parto no pude colaborar como en los anteriores.

No era consciente de lo que sucedía en mi cuerpo, de hecho rompí aguas y no me enteré. Cuando fui a la revisión, a la semana 40, mi comadrona ante su asombro y el mío, me dijo: «¡Pero si has roto aguas! No sé cuantas horas llevas perdiendo, de hecho, el viernes cuando te vi estabas bien y hoy es lunes, pero prepara lo que tengas que preparar y vete enseguida al hospital y allí ya te dirán».

Debió de ser una fisura muy pequeña que apenas se notaba, y como hacía días que tenía un poco de incontinencia no me di cuenta.

Me ingresaron. Me indujeron al parto. Yo me encontraba mal, tenía angustias, el ojo del lado derecho y la lengua estaban dormidos. Por todo ello no pude colaborar en el momento de los pujos, y para colmo al salir del hospital se me infectaron los puntos, sin embargo a mi hijo no le pasó nada; no tuvo ningún problema. Yo tenía miedo de que también surgieran le complicaciones como a mis dos hijas anteriores, sin embargo, gracias a Dios no fue así. Al día de hoy es un chico muy guapo, inteligente, fuerte, y sobre todo y lo que más importa, buena persona. Sí, lo sé, todas las madres decimos lo mismo de nuestros hijos, pero en mi caso ¡es cierto!

A pesar de que el parto fue bien y mi hijo no tuvo ninguna complicación, yo estaba triste, deprimida. Como antes he apuntado, los puntos se me infectaron. No podía cerrar mis piernas ni ponerme en pie del dolor que sentía.

La depresión posparto fue más aguda de lo que pensé. Tuve la gran suerte de encontrar a una persona que me animó y me dio fuerza para superar mi estado de desaliento. Era la comadrona que me atendió durante todo el embarazo. Se llama Silvia Corchs y venía a visitarme para curarme los puntos. Era tan buena persona y tenía tanta vocación por su trabajo, que cuando llegaba y me veía llorando, tendida en la cama, con las piernas abiertas y hacia arriba sin poder cerrarlas por el dolor que me producían los puntos, después de curarme siempre me decía: «Tú tranquila, que no pasa nada, ya verás como te vas a poner bien. ¿Quieres que te ayude en algo? ¿Quieres que te friegue el lavabo? ¿Que te barra? ¿Quieres que te haga la cocina? Dime qué quieres que haga por ti. ¿Quieres que te haga una tortillita para los niños?, venga guapa que tú tienes mucha fuerza. Es normal que estés así, pero ya verás como todo pasa y cuando se vaya la infección y los puntos ya no te duelan, te encontrarás más animada. Lo sabré yo que he atendido a otras parturientas que estaban en peores condiciones que tú, y cuando se curaron ni se acordaban de los malos momentos. Venga…, saca esa sonrisa tan preciosa que tienes».

Toda mi vida le agradeceré esas palabras que justo en ese momento tanto necesitaba, palabras dichas de corazón, no por quedar bien, la mujer se brindaba de verdad para lo que necesitase. Personas así son las que hacen falta en esta vida. Gracias, Silvia.

Sin embargo, a pesar de sus buenas intenciones, yo no acababa de salir del bache en el que estaba. Todos me aconsejaban lo que para ellos era mejor. Unos me decían que fuera al médico, que a lo mejor me faltaban vitaminas, otros que al neurólogo, o incluso que visitara a una psicóloga, que en estos casos me podría ayudar. Nada terminaba de convencerme, ni siquiera me planteaba esas opciones para salir de mi estado depresivo. Quería curarme sin pastillas ni medicamentos para tener todos mis sentidos despiertos y así poder cuidar a mis hijos.

El tiempo pasaba y todo seguía igual, empezaba a inquietarme, pues si bien tenía días en los cuales me encontraba animada, otros me levantaba pensando que no podría con todo y no tenía ni ánimos para salir a la calle.

Un día, hablando de lo que me ocurría con una amiga, Josefina Sola, me comentó el tema de la osteopatía. Me dijo que por probarlo no perdía nada. Que ella había ido después del parto de su hijo que nació a los cinco meses y medio. Según ella, la osteopatía estaba ayudando a muchas mujeres que como yo pasaban por una depresión posparto, y no sólo eso, sino que también me sería útil para mis hijos. Empecé a sentir interés por lo que me explicaba y decidí, como el que va a Lourdes, visitar a la osteópata de la que me hablaba, Montserrat Gascón.

Con sorpresa por mi parte porque desconocía la osteopatía, me sentí cada vez mejor. Me curó sin ningún medicamento, sin nada. Fue tan grande el cambio que experimenté, que cada vez sentía más interés por esta técnica y finalmente decidí que quería ser osteópata, no sólo porque me había curado a mí, sino porque pensé que en un futuro podría ayudar a muchas mujeres, no sólo después del parto, sino durante el embarazo, y también a sus bebés.

Así, con tres niños, uno de nueve meses, y otros dos de tres y cinco años, me fui a estudiar osteopatía durante cuatro años. No fue fácil, había perdido práctica, y a pesar de que me gustaba mucho leer, no era lo mismo. Sin embargo, el apoyo incondicional de mi marido fue crucial, ya que mientras yo estudiaba él cuidaba de nuestros hijos. Me acuerdo sobre todo cuando se los llevaba a la playa en época de exámenes para que me pudiera concentrar en estudiar, eso no se paga con todo el dinero del mundo, ahí me demostraba lo mucho que me quería. Gracias, Toni.

Aunque estaba muy ilusionada y entregada a mis estudios, en más de una ocasión me quedaba llorando por no poder estar con mis niños, por no poder compartir salidas y juegos.

Gracias a Carmina Gascón, que me hizo de profesora particular en Anatomía, Fisiología, etc…, pude ponerme las pilas y estudiar después de tanto tiempo sin hacerlo, la verdad es que fue de gran ayuda.

En la vida a veces ocurre algún suceso que es el detonante para que te decidas a hacer algo que no te atrevías. A mí me ocurrió. Todavía recuerdo que después de un seminario de Osteopatía, mi hija Sara cogió otitis, algo muy frecuente en ella, pues desde que tenía un año cogía otitis de repetición. Su oído le supuraba durante unos veintiún días a pesar de estar tomando antibióticos, siempre igual hasta que se le curaba. Ese día yo tenía dos opciones: ir al hospital para que la visitaran, le recetasen otra vez antibiótico y se pasara ese período de tiempo llorando y llorando del dolor, o pasarme toda la noche con ella y poner en práctica lo que había aprendido en la escuela. Y decidí practicarle osteopatía, no perdía nada. El antibiótico no evitaba ni su dolor ni que le supurara la oreja durante veintiún días. Pensé que si yo estaba estudiando osteopatía podía probar con mi hija, así lo hice y funcionó. Me pasé toda la noche con ella cuidándola. En la vida hay momentos en que debes tomar decisiones que por supuesto no sabes si serán las acertadas, pero si no te arriesgas nunca lo averiguarás.

Cuál fue mi sorpresa cuando mi hija se curó y nunca más tuvo otitis de repetición. Para mí fue muy gratificante descubrir que con esta terapia se podían resolver también las infecciones. Según lo que experimenté, fue la osteopatía lo que curó a mi hija, y a partir de ahí tuve claro cuál sería mi profesión: osteópata.

Tengo muchas anécdotas que me ocurrieron, pero no tendría espacio suficiente para escribirlas todas, por ello voy escogiendo la que me parece más interesante. La que relato a continuación me ocurrió con mi segunda hija, y me parece muy divertida.

Un lunes por la mañana mi hija Núria me dijo:

—Mamá, me duele mucho la barriga, no puedo ir al cole.

—No te preocupes que la mamá te cura.

Estaba aprendiendo osteopatía. Le puse las manos encima de la barriga y le dije:

—Núria, a ti no te duele nada, la barriga no te duele.

Me miró con los ojos muy abiertos y me preguntó:

—¿Y tú cómo lo sabes?

—Porque estoy estudiando para saber eso.

Y me respondió medio llorando, medio enfadada:

—¡Pues yo no quiero que estudies eso! Porque los lunes por la mañana yo no quiero ir al cole y hasta ahora te podía decir esa mentira, ¡pero ya no podré»!

Me quedé sin saber qué decir, y con una gran sonrisa, la abracé. Y nos fuimos para el cole, y hoy en día todavía cuando le duele algo me dice: «Y si no te lo crees tócame, je, je…».

He contado un poco mi historia para que sepáis por qué estoy escribiendo este libro y cuál fue el motivo que me llevó a ser osteópata. Yo misma experimenté los beneficios de la osteopatía.

Todo lo que has leído es real, nada son suposiciones o inventado.

Espero de corazón que te haya gustado, y lo más importante, que te haya servido para llegar a conocer una terapia que a lo mejor no sabías que existía, la Terapia craneosacral y los beneficios que puede aportar «el primer regalo de vida».

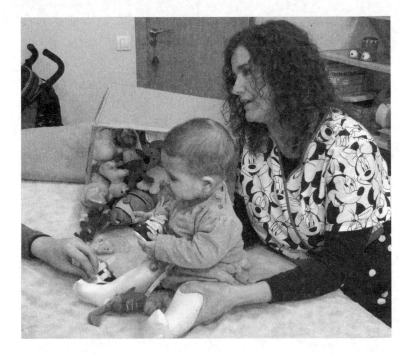

*Si estás seguro de que algo funciona, no temas transmitirlo.*
*y difundirlo si con ello puedes ayudar a los demás.*

Para recibir información sobre los cursos
de terapia craneosacral biodinámica obstétrica y pediátrica
que M.ª Ángeles imparte o cualquier otra consulta,
puedes llamar a Toni al teléfono **628115290**
o en su web: **www.mariaangelesparedes.com**

# Índice

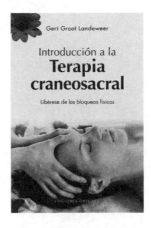

Gert Groot Landeweer

Introducción a la
**Terapia
craneosacral**

Libérese de los bloqueos físicos

Ante ciertos problemas de salud, la medicina tradicional no encuentra solución. Los medicamentos, por ejemplo, no alivian el dolor crónico de cabeza o las tensiones musculares. La terapia craneosacral, por otro lado, intenta localizar las tensiones del cuerpo a través de una forma especial de contacto, de suaves toques. El cuidadoso trabajo realizado con las manos puede tratar muy efectivamente los dolores de espalda, los trastornos ocasionados por el estrés y una larga lista de problemas físicos, además de activar el poder autocurativo del organismo. Al contrario que en el masaje clásico, el terapeuta no ejerce ninguna presión de forma activa. Más bien dirige su cuidadoso tratamiento basándose en las condiciones internas previas del paciente, siguiendo sus tejidos de forma pasiva en la dirección en la que más fácil resulta conseguir su relajación. Cuanto más blando está el tejido, mejor pueden fluir tanto la sangre como la linfa y los fluidos corporales, lo que hace que aumenten las posibilidades de mejoría. Este libro explica las bases y las aplicaciones de la terapia craneosacral de forma muy completa y, a la vez, fácil de entender. La parte práctica, ricamente ilustrada, incluye ejercicios tanto individuales como para realizar en pareja y dedica también un apartado al tratamiento de bebés y niños.

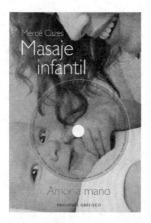

Este libro, que incluye un DVD, es una introducción a la técnica del masaje infantil. Con ellos, aprenderás cómo hacer un masaje a tu bebé y cuáles son los grandes beneficios que dicha práctica os aportará a ambos, tanto a nivel de salud física como emocional.

El deseo de la autora es que el masaje infantil llegue al máximo número de hogares posible, que este libro sirva como un manual fácil y práctico para aquellas familias que, por cualquier motivo, no pueden realizar un curso de estas características, y que se convierta en un soporte para todas aquellas que sí están participando en alguno. En ningún caso, este material pretende sustituir la vivencia tan rica que es aprender en directo, compartiendo con otras familias la técnica del masaje infantil.

Sea de la forma que sea, la práctica del masaje a vuestros bebés aportará grandes beneficios, tanto a corto como a largo plazo, a vuestra recién iniciada relación con ellos.